ANTISEPSIE PRIMITIVE

SUR LE

CHAMP DE BATAILLE

PAR

LES Dʳˢ DZIEWONSKI ET FIX

MÉDECINS AIDES-MAJORS

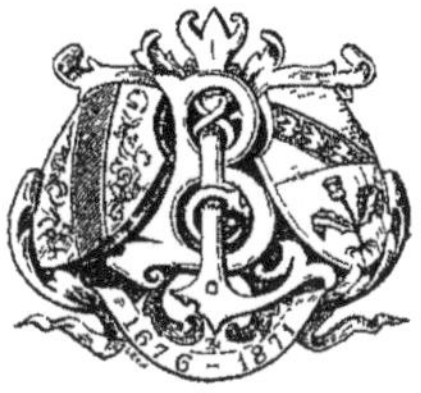

PARIS

BERGER-LEVRAULT ET Cⁱᵉ, LIBRAIRES-ÉDITEURS

Éditeurs de la Revue militaire de médecine et de chirurgie

5, RUE DES BEAUX-ARTS, 5

MÊME MAISON A NANCY

—

1881

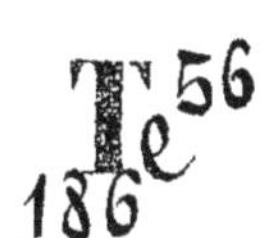

ANTISEPSIE PRIMITIVE

SUR LE

CHAMP DE BATAILLE

PAR

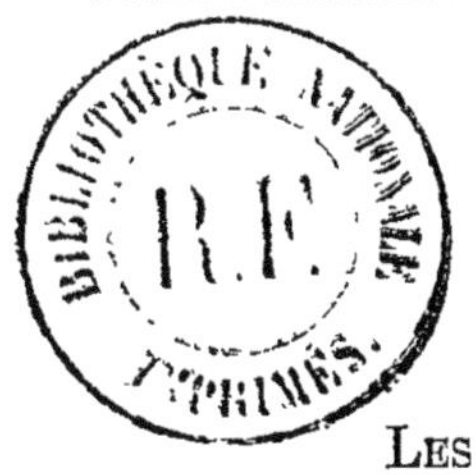

Les Drs DZIEWONSKI et FIX

MÉDECINS AIDES-MAJORS

PARIS

BERGER-LEVRAULT ET Cie, LIBRAIRES-ÉDITEURS

Éditeurs de la Revue militaire de médecine et de chirurgie

5, RUE DES BEAUX-ARTS, 5

MÊME MAISON A NANCY

1881

ANTISEPSIE PRIMITIVE

SUR

LE CHAMP DE BATAILLE

I.

Lorsque la méthode de Lister, ou plutôt la méthode antiseptique eut affirmé sa supériorité par des résultats presque inouïs
dans l'histoire de la chirurgie, l'idée s'imposa de l'utiliser à la
guerre. Les chirurgiens militaires durent alors fatalement se
demander, comme le fait remarquer Longmore, s'il était impossible de faire profiter les soldats tombés sur le champ de
bataille, des avantages que retirent de cette méthode des milliers de blessés, dans les hôpitaux civils.

La question ainsi posée était grosse de difficultés ; les objections se multipliaient, et l'on s'accordait à dire que l'antisepsie
immédiate était appelée à rendre d'immenses services, mais que
l'application en était presque impossible. (Congrès de chirurgie
de 1878.) « En effet, quiconque a vu, après une grande bataille,
le triste spectacle de l'accumulation de blessés, emplissant de la
cave au grenier les habitations voisines du lieu de combat ; qui
a vu dans les fossés, de malheureux blessés restant 2 ou 3 jours
sans aucune assistance ; la confusion, la presse dans le service
des ambulances ; l'absence fréquente des ressources chirurgi-
cales dans les points où elles seraient indispensables, celui-là
peut se demander si l'idée de l'antisepsie en campagne n'est pas
un rêve que l'on caresse. » (Mac-Cormac, *Antiseptic surgery.*)

« Comment d'autre part, comme le fait remarquer Melladew, pour qui sait l'extrême propreté que Lister exige dans la pratique de son pansement, concilier cette propreté avec les conditions du combat? Les hommes sont couverts de sueur, de poussière ; ils couchent dans leurs vêtements sur des lits de vase et de boue : blessés, ils restent pendant des heures, parfois même des jours exposés aux influences les plus nocives. Peut-on exiger des brancardiers, des chirurgiens, une propreté minutieuse dans de semblables conditions? Comment assurer un matériel antiseptique suffisant pour parer aux exigences d'un grand nombre de blessures? Si le pansement doit être antiseptique d'emblée, est-il possible de songer à une application si longue et si délicate sous le feu de l'ennemi? »

Et cependant l'antisepsie a été mise en pratique. Pendant la guerre russo-turque principalement, quelques chirurgiens n'ont pas hésité à affronter tous les obstacles, et les résultats ont répondu d'une façon telle à leurs hardies tentatives, qu'à cette question « l'antisepsie est-elle possible sur le champ de bataille? » on peut aujourd'hui répondre avec Esmarch : « Oui, puisqu'elle a été pratiquée. »

Nous pourrions, à l'appui de l'axiome du célèbre professeur de Kiel, citer les statistiques de Reyher, de Bergmann, de Watraszewski qui ont fait de l'antisepsie immédiate ; nous appuyer sur l'autorité de Cammerer, de Hahn, etc. ; pour montrer les avantages d'une pareille pratique, mettre en parallèle ce que déclarait Sédillot le 19 septembre 1870, à l'Académie des sciences : « Toute blessure pénétrante du genou par projectile exige l'amputation », et les résultats de Reyher qui sauve 15 blessés sur 18, atteints de fractures du genou. Mais tous ces points bien connus sont trop du domaine public pour que nous nous y arrêtions longuement : nous renvoyons d'ailleurs au compte rendu du livre de Mac-Cormac qui a paru dans le précédent numéro de la *Revue*. (Mai 1881.)

Au fond, et pour peu que l'on veuille discuter les termes, la chirurgie a été, il y a longtemps, antiseptique en fait. Le pansement au vin d'Hippocrate, l'huile bouillante d'Ambroise Paré, avaient bien pour but de mettre les plaies à l'abri de complications. Mais l'on voudra bien admettre avec nous que l'antisepsie, telle que l'entendent actuellement les chirurgiens, ne comprend que la catégorie des agents qui s'opposent d'une façon plus ou moins directe à l'action des aérobies ou des anaérobies, et qu'ainsi comprise elle est d'origine toute récente.

En chirurgie de guerre, des tentatives avaient été faites bien avant même que la théorie actuelle existât : citons les pansements au goudron de Larrey, les pansements à l'alcool et au camphre des chirurgiens du premier Empire ; plus près de nous, en 1859, les chirurgiens de l'armée d'Italie employaient la poudre de coaltar et de plâtre : c'étaient bien là des agents antiseptiques, dans le sens propre du mot. Pendant la guerre de 1870-1871, les chirurgiens allemands, français et les chirurgiens volontaires anglais utilisèrent l'acide phénique, et d'autres antiseptiques.

Il n'était pas question, il est vrai, d'antisepsie immédiate, sur le champ de bataille, et les cas où on l'a pratiquée n'étaient qu'isolés. Ils suffirent cependant à éveiller l'attention, encouragèrent les tentatives des chirurgiens de la guerre russo-turque, et cette nouvelle expérience aidant, d'essais en résultats, et de résultats en propositions, on en est arrivé à la généralisation telle que la veulent les étrangers, telle que l'exige le gouvernement allemand, qui assure à ses ambulances un matériel antiseptique.

Plus encore, les auteurs semblent tous être d'avis que l'antisepsie doit être immédiate pour être efficace.

Pour peu qu'on en diffère l'application, malgré les essais heureux de Cammerer, les résultats de la pratique deviennent incertains.

Les littératures allemande, anglaise, russe sont riches de travaux sur la matière. En France, comme on n'a pu faire d'expériences, nous n'avons que quelques projets : en puisant à ces sources diverses, nous avons voulu exposer l'état actuel d'une question que le prochain Congrès de Londres met à l'ordre du jour.

II.

« Tant que nous n'aurons pas une méthode capable de donner des résultats supérieurs, nous sommes moralement obligés de faire de l'antisepsie immédiate. » Cette opinion de Longmore, les étrangers semblent tous la partager.

Voici comment ils en comprennent la pratique : Le sort d'un blessé dépendant du premier chirurgien qui le panse (Nussbaum), celui-ci ne doit pas compromettre l'évolution d'une blessure par une intervention dangereuse : il faut, au contraire, éviter de sonder les plaies, de les explorer, de retirer les corps étrangers ; mais les couvrir aussitôt que possible d'un pansement antiseptique, provisoire ou permanent, qui leur assure une immunité presque complète et leur permette d'attendre des soins ultérieurs, s'il y a lieu.

Développant la même idée, nous dirons que sur le champ de bataille, à l'ambulance de première ligne, à moins d'indications spéciales et urgentes, de nécessité absolue, il est bon de se garder de toute intervention active. On se bornera à appliquer ou à compléter un pansement antiseptique tel qu'il permette l'évacuation sur l'hôpital de campagne. Les blessures actuelles, comme le font observer les partisans du principe, étant presque toujours produites par balles, sont petites, saignent peu, etc., etc., et présentent les meilleures conditions possibles pour l'occlusion antiseptique.

Arrivé à l'ambulance fixe, le blessé y trouve presque les conditions ordinaires d'un hôpital en temps de paix, et c'est là que, suivant les besoins et d'après les symptômes locaux et généraux observés, on procédera à l'examen complet des plaies, au besoin, au pansement dans toute sa rigueur, au pansement de Lister complet, qu'il serait impossible d'appliquer sur le lieu du combat.

Notre intention n'est pas de suivre le blessé si loin. Il ne sera ici question que des soins immédiats, de la manière dont on assurera le pansement sous le feu de l'ennemi ou à l'ambulance de premier secours.

III.

Il est de règle que l'antisepsie, pour pouvoir être considérée comme immédiate, soit faite sur le lieu même où est tombé l'homme, soit par le blessé lui-même, soit par les brancardiers qui auront à le relever. A cet effet, les infirmiers ou brancardiers seront munis d'une certaine quantité de matériel, cela va de soi ; mais en raison du nombre prodigieux de blessés que peut amener une affaire quelque peu chaude, l'approvisionnement serait vite épuisé. Il faut donc que chaque soldat porte sur lui un *petit paquet* permettant l'application d'un premier pansement : si la plaie est trop étendue pour qu'un seul paquet puisse suffire, rien n'empêcherait de dépouiller les morts au profit des vivants. On aurait ainsi sous la main un matériel capable d'assurer la solution de la première partie du problème.

Cette question du paquet portatif du soldat est l'objet de discussions vives, de projets nombreux ; chacun des auteurs qui se sont occupés du sujet a proposé un modèle différent. Au fond, tous ont beaucoup de points communs ; il y a quelques variations de forme, de poids, de prix, mais, disons-le de suite, les différences portent principalement sur la nature de l'agent antiseptique ; nous verrons que, de débats en débats, le procès n'est plus qu'entre l'acide phénique, l'acide salicylique et le chlorure de zinc enfermés dans la ouate, la jute ou la gaze. La question de supériorité du pansement sec ou humide s'est tranchée au profit du premier, attendu qu'il se conserve mieux et que l'eau, nécessaire au second, n'est pas toujours à portée, ou en quantité suffisante pendant une action.

Les prix considérés seuls ne permettent guère de fixer le choix : ils varient entre 30 et 50 centimes, soit le prix de 3 à 5 cartouches du fusil Gras. Quant à la charpie qui composait les premières cartouches du pansement, personne n'en parle plus, si ce n'est pour en condamner sévèrement l'emploi. On va jusqu'à l'accuser de tous les accidents de septicémie, de pyohémie, etc., observés à la suite des blessures par coups de feu (Nussbaum).

En exposant les divers modèles, nous indiquerons comment le soldat portera ce paquet, mais disons dès maintenant avec Esmarch qu'il doit être placé de telle sorte qu'il ne gêne pas l'homme, et qu'il lui permette de marcher et de se coucher sans être incommodé. Nous tâcherons aussi de montrer comment on s'est efforcé d'assurer les conditions indispensables à ce pansement primitif, c'est-à-dire de le rendre, en même temps que bien antiseptique, aussi durable que possible, d'une préparation facile et rapide, de bon marché, etc.

La préparation d'un matériel de pansement aussi considérable que celui qu'exigent les nombreuses armées actuelles, ne peut évidemment pas se faire au dernier moment. Sur ce point il y a unanimité ; mais les opinions divergent un peu quant à l'application. Les uns veulent le faire disposer à l'avance, l'emmagasiner en temps de paix dans les hôpitaux et l'utiliser pour les besoins journaliers de façon à pouvoir le renouveler constamment et à lui conserver toujours un état de fraîcheur convenable. Les autres veulent qu'on prépare la grosse œuvre à l'avance, puis qu'au moment du besoin on vivifie les pansements par une immersion dans une solution phéniquée ou toute autre solution antiseptique, soit pendant les premiers jours de la mobilisation, soit même pendant les premières marches.

Pour les paquets des brancardiers et chirurgiens, même débat: ceux-ci veulent qu'on leur distribue des tampons analogues à ceux des combattants ; ceux-là, qu'avant une action on assure toute leur valeur aux approvisionnements du personnel chirurgical par des préparations antiseptiques fraîches. Ce point de contestation est gros d'importance : nous n'essaierons pas de le résoudre, laissant au lecteur le soin d'être juge en la question, d'après les documents que nous lui présenterons.

Assurer aux ambulances qui doivent agir sur le champ de bataille les ressources nécessaires, est aussi matière à étude. — Comment seront-elles approvisionnées ? Quelle sera la nature de l'antiseptique ? Sous quelle forme sera-t-il présenté ? C'est encore sur la jute, l'ouate ou la gaze phéniquées, chlorurées, boratées ou salicylées que porte la discussion. Il ne s'agit plus ici de ces petits paquets de 25 à 40 grammes, portatifs, légers, mais de grandes masses de 1 à 2 kilogr. à la fois, enfermées ou non dans des boîtes, comprimées, entourées de tissus imperméables, et réunies dans les voitures. De nouveau reparaît la question soulevée par les paquets portatifs ; la préparation sera-t-elle faite à l'avance ou au jour le jour et suivant les besoins ? Très-discuté surtout par Munnich, Bruns et Port, tout ceci est encore pendant, et c'est assurément un des points sur lesquels s'engagera un débat des plus intéressants.

N'ayant ni l'autorité nécessaire, ni l'expérience suffisante pour juger, et encore moins pour décider, nous nous bornons à un compte rendu aussi complet que possible des principaux moyens mis en avant pour résoudre les nombreux problèmes que pose l'antisepsie primitive en chirurgie d'armée.

Dans la première partie, nous énumérerons les matériaux bruts ; puis les pansements proposés ou faits avec ces divers éléments; nous en ferons ressortir les avantages et les inconvénients. Nous parlerons ensuite du paquet du soldat; nous décrirons brièvement les modèles proposés, et nous donnerons un aperçu de l'approvisionnement des ambulances volantes. Quelques mots de conclusions termineront ce travail.

L'introduction du pansement antiseptique dans la chirurgie de guerre a profondément modifié le fonctionnement des ambulances, la répartition des blessés, les évacuations, la constitution des voitures de chirurgie et des caissons d'ambulances. Malgré les relations étroites qui les unissent à notre sujet, nous avons cru devoir laisser de côté ces questions qui nous eussent entraînés beaucoup trop loin.

Nous n'avons même pas suivi le blessé à l'hôpital fixe. Nous nous sommes arrêtés au moment où on avait assuré à l'homme, qui devait être dirigé sur cet hôpital, des conditions d'asepticité suffisantes pour lui éviter, ainsi qu'à ses voisins, les terribles complications qui suivent les traumatismes de guerre ; et nous avons voulu montrer les essais tentés dans cette voie. — Si limité que soit le sujet, il comporte encore bien des points d'interrogation : nous avons demandé à ceux qui l'ont étudié quelles étaient les réponses faites ou à faire, nous reproduirons, comparerons et apprécierons leurs opinions. Nous serons heureux de pouvoir intéresser nos collègues à nos recherches.

IV.

MATÉRIEL DE PANSEMENT.

Parmi les substances antiseptiques, les unes peuvent être appliquées directement sur la plaie et n'exigent pour être maintenues qu'une bande ou tout autre linge ; les autres possèdent des propriétés trop actives pour être employées seules. Elles doivent être diluées dans un véhicule inerte et employées soit de cette manière, soit incorporées à un tissu.

Le *matériel* comprend un ensemble de substances, les unes actives, les autres inertes, qui doivent réunir les qualités suivantes :

1° Elles doivent être faciles à se procurer ;

2° Une main même peu exercée doit pouvoir préparer avec elles une certaine quantité de pansements en un temps relativement court qui n'excédera pas 24 heures.

Cette préparation doit se faire sans outillage spécial ;

3° Elles doivent pouvoir être achetées en grandes quantités, et être conservées sans se détériorer, dans les magasins, dans les voitures de chirurgie et dans les caissons d'ambulances ;

4° Elles doivent être compressibles, faciles à emballer. En

campagne, on doit pouvoir en emporter une quantité suffisante pour assurer l'exécution rapide des premiers secours ;

5° Il faut que leur prix soit assez peu élevé pour qu'on puisse les jeter après les avoir utilisées une fois.

Le matériel du pansement lui-même comprend :

1° Le principe actif ;

2° Des substances destinées à diviser ce dernier de telle sorte que le pansement en contienne une proportion suffisante pour assurer l'antisepsie ; ·

3° Les pièces à pansement proprement dites ;

4° Des accessoires renfermant ces matériaux.

1° Principes actifs. — L'étude du mode d'action de ces agents nous entraînerait dans des discussions théoriques que nous n'avons pas à soulever ici. L'observation clinique a démontré qu'un grand nombre d'entre eux ne devaient pas être employés indifféremment et aveuglément pour amener la cicatrisation d'une plaie. Aussi, quoiqu'on les ait proposés comme antiseptiques applicables à toutes les plaies, ne les citerons-nous que pour mémoire, en rappelant toutefois qu'ils peuvent être des adjuvants utiles dans certaines conditions données comme, par exemple, lorsqu'il s'agit de *modifier* l'état d'une plaie présentant de mauvais caractères. A cette catégorie appartiennent la plupart des antiseptiques dits fixes, comme les sulfates de fer, de cuivre, de zinc, le perchlorure de fer, le chlorure de zinc, certains acides minéraux, comme l'acide sulfurique, l'acide borique, etc. Les voitures de pharmacie du reste en contiennent presque toutes une certaine quantité.

D'autres composés, doués de propriétés antiseptiques, sont devenus d'un usage plus fréquent : ce sont les hyposulfites alcalins, les hypochlorites (liqueur de Labarraque), etc., l'alcool simple ou camphré, l'acide phénique, l'acide salicylique, le thymol, le camphre, l'acide benzoïque, le tannin, les sels de quinine, le chloral. Nous ne citerons l'hypermanganate de potasse que pour dire que ce sel s'altère trop facilement pour pouvoir être employé.

Parmi toutes ces substances, et nous ne les mentionnons pas toutes, il sera facile de reconnaître, d'après les caractères que nous avons donnés plus haut, quelles sont celles qui ont mérité les préférences de la plupart des chirurgiens militaires. Ce sont 1° l'acide phénique, 2° l'acide salicylique, 3° le chlorure de zinc,

4° l'acide borique, 5° le tannin et le camphre. Les autres n'ont trouvé que quelques rares partisans, parce que leur prix est trop élevé, que leur composition n'est pas assez constante, ou enfin parce qu'elles s'altèrent trop facilement.

L'acide phénique, l'acide salicylique et le camphre ont l'avantage d'être des composés volatils faciles à conserver, de désinfecter non-seulement les liquides qui s'écoulent de la plaie, mais encore l'air qui filtre à travers le pansement.

1° *Acide phénique*. — On reproche à l'acide phénique : 1° son odeur ; 2° son action sur les mains du chirurgien, facile à prévenir d'ailleurs au moyen d'un peu de vaseline ; 3° son action irritante sur les tissus qu'il recouvre (érythème, eczéma phéniqués, etc.) ; 4° la possibilité d'intoxications aiguës.

Le prix peu élevé de ce corps, la facilité avec laquelle on peut s'en procurer de grandes quantités, du moins en Europe ; son transport facile, soit à l'état liquide, soit à l'état solide, dans des contenants divers, car il n'attaque pas les parois des vases qui le renferment (verre, fer-blanc, plomb) ; les avantages nombreux que l'on retire de son emploi, même lorsque l'on n'exécute pas strictement le *Lister* complet, avantages qu'ont constatés Reyher, Bergmann, Cammerer, Hahn, etc., et d'autres, dans la guerre russo-turque, ont fait préférer désormais le phénol à tous les autres composés antiseptiques.

D'après Munnich, on obtient une solution concentrée d'acide phénique en mélangeant 500 parties d'acide cristallisé avec 28.3 parties d'eau. Un centimètre cube de cette solution renfermerait 1 gramme d'acide cristallisé. Pour obtenir des solutions à 1 p. 100, à 2 p. 100, etc., il suffirait de mélanger 10 ou 20, etc., centimètres cubes de la préparation concentrée à un litre d'eau. Ce moyen permettrait d'obtenir très-rapidement de grandes quantités d'eau phéniquée.

2° *Acide salicylique*. — L'acide salicylique s'emploie surtout pour faire des pansements secs. Son prix varie entre 14 et 25 francs le kilogramme, tandis que l'acide phénique cristallisé ne coûte que de 3 fr. 75 c. à 5 fr. Par contre, il est moins caustique que l'acide phénique et n'expose pas à des intoxications. Mais sa poussière irrite fortement la muqueuse nasale. Nous verrons un peu plus loin les inconvénients des pansements salicylés.

3° *Camphre*. — Le camphre est un produit dont l'emploi était généralisé longtemps avant celui des antiseptiques actuels. Les bons résultats qu'en ont retirés nos chirurgiens sont assez connus pour que nous n'ayons pas à y insister longuement. Son prix de revient est de 2 fr. 70 c. le kilogramme.

4° *Tannin.* — La poudre de tannin a été proposée par Gross (in *Archiv für Klinik-Chirurgie, von Langenbeck*). D'après cet auteur, le tannin pourrait servir en chirurgie d'armée *comme pansement provisoire;* car, comme le dit Trendelenburg, il forme sur la plaie une croûte sèche, imputrescible, qui empêche l'arrivée dans la plaie de substances fermentescibles. John Colbarsch, chirurgien anglais, avait depuis bien longtemps remarqué les propriétés antiseptiques de cette substance, car en 1698 il écrivait, à propos de ses blessés : « 4 jours après un premier emploi, la plaie fut mise à découvert ; son aspect était bon ; il n'y avait pas de suppuration. On ne constatait que la présence d'un peu de liquide provenant de glandes lymphatiques. — Au bout d'un certain temps, la poudre devint odorante, mais ce qui s'écoulait de la plaie était inodore. »

D'après Graff, le tannin, appliqué sur les plaies de la main en particulier, donnerait de bons résultats, mais il serait incapable de maintenir l'asepsie sur une plaie de fracture compliquée ou sur une plaie d'amputation.

Il ne revient qu'à 10 fr. le kilogramme.

5° *Acide borique.* — L'acide borique est un antiseptique trop faible et son emploi doit être rejeté de la chirurgie d'armée. Du reste, il n'est indiqué que comme pansement anodin, s'appliquant à des plaies en voie de cicatrisation, pour lesquelles on n'a plus à craindre la septicémie ni la pyohémie.

6° *Chlorure de zinc.* — « Le chlorure de zinc, dit Lucas-Championnière (*Chirurgie antiseptique,* 2ᵉ édition), rend de grands services comme un des plus puissants antiseptiques connus. Il a une propriété toute spéciale, signalée depuis longtemps, à savoir la persistance de sa puissance antiseptique ; aussi est-il indiqué dans les cas où l'on cherche à purifier par de puissants moyens des plaies infectées... La solution laisse aux plaies touchées une pellicule blanchâtre, eschare mince qui n'empêche pas la réunion par première intention. Il y a longtemps, du reste, que les lavages aux solutions de chlorure de zinc sont employés par tous les auteurs. »

Le chlorure de zinc est un composé d'un prix peu élevé, qui s'altère peu, mais avec lequel on pourrait difficilement fabriquer des pansements utilisables après un certain temps de conservation. Ce corps est, en effet, très-hygroscopique. D'un autre côté, à supposer qu'on fasse le pansement sur le champ de bataille même, il serait souvent difficile de s'y procurer une quantité d'eau suffisante pour former des solutions. Les chirurgiens ont surtout réservé son emploi pour les ambulances (*Feldlazaret, Field-Hospital*).

7° *Thymol.* — Le *thymol* est un bon antiseptique, mais d'un prix trop élevé pour qu'on puisse y songer en chirurgie d'armée.

Le *goudron*, le *chloral*, le *coaltar*, l'*écorce de chéne*, l'*écorce de quinquina*, pourraient être employés à défaut d'autres antiseptiques.

De toutes ces substances, l'acide salicylique, le camphre, le tannin, les écorces de quinquina et de chêne sont les seules qui puissent être appliquées directement sur une plaie.

Port (*Zür Antiseptick im Kriege. Deutch. Milit. Zeitschrift*, 1879 et 1880) a fait des recherches sur la valeur antiseptique d'un certain nombre de quelques autres composés chimiques. D'après lui, pour empêcher la putréfaction, il faudrait la proportion suivante pour 100 de ces composés :

Chlorure ferreux ou ferrique, chlorure d'alumine, chlorure de manganèse — solutions 10 p. 100 ;

Chlorure de cuivre, de zinc ou de magnésie — solutions de 12 à 15 p. 100 ;

Chlorure de calcium, chlorure de sodium, sulfate d'alumine, sulfate de fer, sulfate de cuivre — solutions à 25 p. 100 ;

Sulfate de zinc — solution à 30 p. 100.

Le perchlorure de fer, préconisé par Salleron comme antiputride, et par Port comme antiseptique, est un topique dangereux dont on a raison de restreindre beaucoup l'emploi, car il provoque et entretient la suppuration. D'après Reyher, le moyen le plus sûr pour arriver à l'amputation d'un membre fracturé par une balle, c'est d'appliquer, sur les orifices, de la charpie imbibée de perchlorure de fer.

V.

2° DES SUBSTANCES UTILISÉES COMME DISSOLVANTS OU COMME AGENTS DE FIXATION. — Ces substances sont liquides ou solides. Dans ce dernier cas, ce sont des poudres à peu près inertes.

Les liquides que l'on emploie sont les dissolvants ordinaires du composé actif : l'eau, l'alcool, l'essence de térébenthine et la benzine.

L'*eau* est employée pour la dissolution des antiseptiques ordinaires : acide phénique, salicylique, chlorure de zinc, etc.

Les avantages que l'on retirerait de l'application immédiate, sur le champ de bataille, de pansements antiseptiques humides, sont incontestables, malheureusement il faudrait des quantités d'eau trop considérables qu'il est impossible de se procurer en temps utile.

L'*alcool* est à la fois antiseptique et dissolvant. Il ne peut être utilisé comme antiseptique, du moins sur le champ de bataille, mais c'est un agent indispensable à la préparation des pansements secs. Deux litres d'alcool avec une boîte de la mixture de Bruns pourraient servir à la fabrication rapide de 40 mètres de gaze phéniquée. Or, 40 mètres de gaze fourniraient 20 pansements antiseptiques pour un moignon d'amputation de cuisse.

L'alcool, comme l'a fait remarquer Bruns, devra toujours être dénaturé par l'addition d'une petite quantité d'acide phénique afin qu'il ne puisse servir à d'autres usages.

La *benzine* et l'*essence de térébenthine* ont été peu employées comme dissolvants.

Les anciens chirurgiens employaient déjà des *poudres* pour le pansement des plaies par armes à feu. Quelques-unes d'entre elles, comme la terre bolaire, étaient réputées antiputrides et employées comme telles.

Les chirurgiens français en Italie avaient employé un mélange de plâtre et de goudron dans la proportion de 3 à 1.

Schleiffer (*Aerztl. Intelligenzblatt*, 1876, n° 23) recommande l'emploi de la gomme arabique.

Le charbon, la craie, le plâtre, le sous-nitrate de bismuth, la silice, le carbonate de plomb, la brique pilée, la terre bolaire, le talc, la magnésie, les fécules, la farine, la gomme arabique, etc., en un mot la plupart des composés insolubles dans l'eau et quelques composés inertes solubles, ont été préconisés pour diluer les antiseptiques trop actifs. (Neudörfer, Port, Bruns, Lauë.)

Ces poudres sont toutes très-communes, d'un prix peu élevé et d'une conservation facile.

3° Pièces a pansement. — Nous avons peu de chose à dire sur les pièces à pansement. Celles que l'on emploie encore fréquemment aujourd'hui sont la charpie, les compresses et les bandes. La ouate tend à remplacer avec raison la charpie. Enfin, nous devons mentionner deux tissus qui s'emploient plus spécialement à l'étranger ; ce sont le *lint* en Angleterre et la *jute* en Allemagne.

La *charpie* est abandonnée et même condamnée par presque tous les partisans du pansement antiseptique et avec beaucoup de raison. Son mode de préparation habituel, surtout dans les hôpitaux, en fait une substance plus dangereuse qu'utile. Conservée pendant un certain temps, elle attire la vapeur d'eau contenue dans l'air. Les germes de toute sorte qui s'y déposent en font un foyer de fermentation et de putréfaction. Pour la désinfecter il faudrait souvent employer des solutions antiseptiques très-fortes ; or, imprégnée de ces solutions, elle ne pourrait être appliquée sans danger sur une plaie.

La *ouate* et le *coton du commerce* tendent à remplacer aujourd'hui la charpie. La légèreté, la douceur, la finesse, la souplesse, la facilité d'adaptation, la compressibilité de leurs fibres, constituent de précieux avantages. Ce n'est pas tout, ils font l'office d'un excellent filtre, arrêtent les organismes microscopiques, de sorte que le coton est par lui-même un antiseptique. Employés seuls, ils ne peuvent rendre aseptique une plaie infectée. Ils isolent la plaie et permettent l'écoulement des liquides lorsque ceux-ci ne sont pas trop épais.

Absorbant les parties liquides, la *ouate* laisse les particules solides former un bouchon au-dessous duquel le pus peut s'accumuler et produire des accidents de rétention (lymphangite, phlegmons, etc). Elle doit être désinfectée et dégraissée. Son prix est moins élevé que celui de la charpie. La ouate coûte 4 fr. 50 c. le kilogramme, tandis que la charpie coûte 4 fr. 80 c. A poids égal elle peut fournir une plus grande quantité de pansements que la charpie. A volume égal elle est beaucoup plus légère.

La *ouate* employée seule possède tous les avantages et tous les inconvénients du pansement rare. Très-utile pour les plaies à marche régulière, elle n'offre pas assez de sécurité pour être appliquée dès le début et dans toutes les plaies indifféremment.

Le coton hydrophile du Médecin-major Tourraine est plus blanc, mais plus rugueux que le coton ordinaire ; il absorbe bien les liquides, peut-être même se laisse-t-il trop rapidement traverser par les produits de sécrétion de la plaie?

Pour dégraisser le coton et le transformer en coton hydrophile, il suffirait de le laisser séjourner pendant quelques heures dans une solution caustique chaude.

Lorsqu'on veut rendre le coton antiseptique et l'utiliser à l'état de pansement antiseptique sec, il est inutile de le dégraisser au préalable, car il se laisse facilement pénétrer par la solution alcoolique qui sert à la préparation.

La *jute* est une fibre végétale analogue au lin. Le commerce en fournit trois espèces : 1° la jute brute ; 2° la jute raffinée et blanchie en feuilles comme la ouate ; 3° la jute-charpie, espèce encore plus fine que la précédente et recommandée par certains chirurgiens.

La jute brute renferme quelquefois des fibres trop épaisses et trop raides dont il faut la débarrasser avant de l'utiliser pour le pansement des plaies. On pourrait d'ailleurs atténuer l'inconvénient du contact rude et irritant de ces fibres avec la plaie, en interposant, comme on le fait quelquefois, une compresse de gaze.

La jute fine et la jute-charpie seraient préférables, mais leur prix est plus élevé.

Les Allemands emploient presque exclusivement la jute : 1° parce que son prix est minime ; 2° parce que cette substance ne le cède en rien à la ouate sous le rapport de la finesse du tissu, de l'élasticité, de la compressibilité et de la porosité. Les Anglais s'en montrent grands partisans. Le seul reproche qui puisse être fait à la jute, c'est d'être plus lâche, moins feutrée que le coton ; aussi se laisse-t-elle plus facilement traverser par les sécrétions de la plaie. Pour peu que ces produits soient abondants, le pansement doit être renouvelé fréquemment pour rester antiseptique. Un artifice spécial, imaginé par Neuber et dont nous parlerons plus loin, permet avec la jute des pansements rares. Malheureusement le procédé de Neuber est inapplicable sur le champ de bataille.

La *jute* possède les qualités et défauts de la ouate : elle se laisse mieux imprégner par les antiseptiques volatils que par les antiseptiques fixes, condition très-favorable, puisque les premiers assurent mieux la désinfection de la plaie que les seconds. A poids égal, elle a sur la ouate l'avantage d'absorber une plus grande quantité de liquides.

Étoupe-oakum. — L'étoupe sert dans nos voitures et caissons d'ambulance à maintenir les flacons et les instruments, et à boucher les vides des compartiments. Imprégnée d'acide phénique, elle constituerait un bon agent de pansement.

Elle est feutrée, élastique, s'imprègne bien.

Les chirurgiens américains, sur la proposition du Dr Sayre, ont utilisé pendant la guerre de Sécession l'étoupe de calfat, l'*oakum*. L'étoupe de calfat provient des vieilles cordes goudronnées de la marine, mises au rebut. Ils n'ont eu qu'à se louer de l'emploi de l'oakum.

Pendant la guerre de 1870-1871, sur la proposition du Dr Queyrac, on a utilisé en France ce matériel de pansement avec avantage.

Les linges à pansement ordinaires nous occuperont peu : disons seulement que les compresses et les bandes devraient être aseptiques, si l'on voulait encore les employer.

Le *lint* en Angleterre, la *gaze* en Angleterre et en Allemagne ont remplacé le linge à pansement ordinaire.

Le lint ou tissu-charpie est une substance se rapprochant beaucoup de la tarlatane. La *gaze*, *tarlatane* et *mousseline*, forment la base du pansement de Lister. En Allemagne, la gaze fut surtout préconisée par Bruns. Celle qu'il faut employer doit avoir une certaine épaisseur et une certaine consistance qui lui permettent d'absorber une quantité considérable d'antiseptiques. D'après Munnich, il ne doit y avoir que 28 mètres de gaze dans un kilogr.; 8 couches suffisent pour assurer l'asepsie de la plaie. Bruns a proposé une gaze dont un kilogramme fournirait 37 mètres : d'après Munnich, elle coûte moins que la précédente, mais elle est beaucoup plus mince; et 8 couches, quoi qu'en dise Bruns, ne suffiraient pas pour assurer l'asepsie.

La gaze a sur la jute l'avantage, à poids égaux, d'occuper quatre fois moins de place, et de fournir quatre fois plus de pansements.

La jute et la ouate doivent être comprimées pour occuper le moins de place possible. Pour faire des pansements, il faut détruire le tassement des fibres par une manipulation qui exige un temps assez long. La gaze, au contraire, quoique comprimée, n'expose pas à cette perte de temps.

Pour compléter l'histoire du matériel, il faut parler encore :

1° *Des fils à ligature* (fil ordinaire, fil de soie, fil d'argent, catgut);

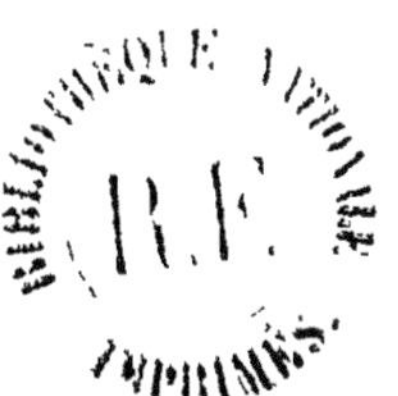

2° *Des éponges*, qui peuvent être remplacées par des tampons de jute, de ouate ou de charpie désinfectée;

3° *Des drains :* tubes en caoutchouc (Chassaignac), crins de cheval (Lauë et Melladew), fils de catgut (Bœckel, Mac-Cormac), tubes en argent, tubes en os décalcifiés (Unterberger, Neuber, Billroth, Macewen);

4° *Des corps isolants*, destinés : 1° à protéger la plaie; 2° à maintenir une certaine humidité ; 3° à empêcher l'évaporation ou la volatilisation trop rapide du principe actif antiseptique : protective, papier à cigarettes huilé, taffetas cirés, linges huilés, papier-parchemin, papier de gutta-percha, papier goudronné, papier paraffiné, stéariné ou huilé, makintosh, etc.

Sous le nom d'*accessoires*, nous comprenons les différents vases, les différentes enveloppes (en verre, en plomb, en ferblanc) ou papiers destinés à contenir les principales substances qui composent le matériel.

VI.

Sans nous étendre plus longuement sur ce sujet, nous allons passer en revue les différentes préparations qui servent à imprégner un pansement et les diverses formules de poudres antiseptiques.

Solutions aqueuses d'acide phénique. — Nous avons indiqué plus haut le procédé rapide conseillé par Munnich. Cette solution concentrée, qui pour un centimètre cube renferme un gramme d'acide cristallisé, reste liquide aussi longtemps que la température ne descend pas au-dessous de 0 degré.

La solution de 1 p. 100, faite en ajoutant 10 grammes d'acide cristallisé à 1 litre d'eau, servira à *laver* les plaies, soit au moyen du spray, soit au moyen d'irrigations. Elle a un pouvoir antiseptique très-faible, aussi faudra-t-il préférer des solutions plus concentrées pour *désinfecter* les plaies.

La solution à 2.5 p. 100, qui se prépare en mélangeant 25 grammes d'acide phénique à 1 litre d'eau ou à 975 grammes d'eau, d'après Nussbaum, est destinée à mouiller le pansement, à laver les plaies et à remplir le pulvérisateur à air.

La solution à 5 p. 100 (eau 950 grammes, acide phénique 50 grammes) sert à l'opérateur et à ses aides pour le lavage des mains avant chaque opération et avant chaque pansement. Elle sert aussi à laver le champ d'opération et les régions voisines de la plaie, à désinfecter les instruments et à remplir le pulvérisateur à vapeur.

Émulsion salicylique (Nussbaum). Elle se prépare en mélangeant 5 grammes d'acide salicylique à 100 grammes d'eau. Elle doit être employée de préférence à l'eau phéniquée pour imbiber les pièces d'un pansement que l'on veut laisser en place plus longtemps qu'à l'ordinaire. Il faut la secouer avant l'usage, car 5 grammes ne se dissolvent pas dans 100 grammes d'eau, mais seulement dans 1,500 grammes.

Solutions de chlorure de zinc. — Ces solutions renferment des proportions variables d'agent actif. Celles dont on se sert généralement contiennent de 4 à 8 p. 100 de chlorure. Leur préparation est très-simple ; il est bon de rappeler qu'il se forme toujours une certaine quantité d'oxychlorure, corps insoluble, que l'on transforme facilement en chlorure par l'addition d'une petite quantité d'acide chlorhydrique.

Ces solutions sont préconisées par Neudörfer, Beck, Bardeleben, etc., et par les chirurgiens français, pour le lavage des plaies articulaires et surtout de celles qui ont été exposées pendant un certain temps à l'air. Port, Munnich, Bruns conseillent l'emploi de ces solutions pour laver les plaies qui nécessitent les débridements. L'eschare superficielle formée par ces lavages n'entrave pas la réunion par première intention.

Solutions glycérinées. — Le professeur Guyon emploie des solutions de 10 ou de 20 grammes d'acide phénique dans 100 grammes de glycérine pour imprégner la ouate avec laquelle il fait ses pansements.

Solutions alcoolisées. — La solution forte d'acide phénique est de 10 grammes d'acide pour 50 grammes d'alcool. Cette solution est très-caustique et ne peut servir qu'à désinfecter une plaie. Appliquée sur la peau elle agirait comme caustique.

Solution employée dans les hôpitaux militaires allemands :

> Acide phénique . . . 50 grammes.
> Alcool . . . . 700 —

Cette solution sert à imprégner 500 grammes de jute pour faire les pansements secs à la jute.

Solutions huileuses. — On fait des solutions de $2^{gr},5$ à 5 grammes d'acide phénique dans 100 grammes d'huile d'olive, destinées à imprégner des linges ou du lint que l'on applique sur la plaie. Ces solutions produisent quelquefois autour de la plaie des eschares superficielles.

Solutions de Bruns :

1° *Solution ricinée.*	2° *Solution glycérinée.*	3° *Solution stéarinée.*
Acide phénique 100 gr.	Acide phénique 100 gr.	Acide phénique 100 gr.
Colophane. . . 400	Colophane . . 400	Colophane . . 400
Huile de ricin . 80	Glycérine. . . 100	Stéarine . . . 100
Alcool 2,000	Alcool 2,000	Alcool 2,000

L'une quelconque de ces solutions sert à imprégner 1 kilogr. de gaze, c'est-à-dire de 25 à 38 mètres. Cette gaze renferme de 6 à 7 p. 100 de phénol.

Solutions de Munnich :

1° Colophane . . . . . 250 gr.
Glycérine 250
Acide phénique. . . 50
Alcool. 500
} pour une livre de gaze. — On peut remplacer 50 grammes de glycérine par 50 grammes de stéarine.

2° Acide phénique. . }
Colophane. . . . } aa 100 gr.
Alcool 1,200
} pour une livre de jute.

3° Colophane. 400
Stéarine. 60
Glycérine 80
Acide phénique. . . 100
Alcool 1,200
} pour un kilogramme de gaze.

. Pour augmenter le pouvoir antiseptique, on peut encore ajouter 100 grammes d'acide borique.

Mixture de Bruns. — Cet auteur recommande de préparer à l'avance des mélanges de :

Colophane . . . . 400 gr.
Phénol. 200
Alcool 250
Glycérine 150

Le tout ayant la consistance d'une pommade et pesant 1,000 grammes devrait être placé dans des boîtes hermétiquement closes. Ce mélange, dissous dans 2 litres d'alcool, servirait à imprégner 40 mètres de gaze, c'est-à-dire 20 pansements de moignons d'amputation de cuisse.

Cette pâte, mélangée à du carbonate de chaux en poudre dans la proportion de 1 de mixture pour 8 de carbonate, formerait une poudre renfermant 2 p. 100 de phénol.

Préparation. — Pour faire tous ces mélanges, on commence par dissoudre l'acide phénique dans l'alcool ; puis on ajoute peu à peu, et en agitant, de la colophane finement pulvérisée, enfin on mêle la glycérine, l'huile de ricin ou la stéarine.

Si l'on ajoute de la stéarine ou de la paraffine, il faut légèrement chauffer le mélange afin de favoriser la solution de ces corps.

L'addition de la colophane a pour but d'empêcher la volatilisation trop rapide de l'acide phénique.

On ajoute de l'huile de ricin, de la glycérine ou de la stéarine, pour rendre au tissu un peu de souplesse.

L'huile de ricin s'altère rapidement au contact de l'air; ses produits de décomposition renferment des acides de la série grasse (acétique, etc.) dont la présence peut nuire à la marche régulière de la plaie.

La glycérine permet de diminuer la quantité d'alcool, mais elle retarde la dessiccation du pansement et augmente la déperdition en acide phénique.

La stéarine fait quelquefois adhérer le pansement aux lèvres de la plaie, inconvénient que l'on évite en étendant sur le pourtour de celle-ci un peu de pommade boratée.

Solution de phénate de chaux de Port. — On prend une solution à 5 p. 100 d'acide phénique dans l'eau, on y ajoute de la chaux; on mélange et on laisse reposer.

Après décantation, le liquide renferme 6 p. 100 de phénate de chaux. La charpie imprégnée dans ce mélange renfermera 10 p. 100 de ce composé. D'après Port, le phénate de chaux est un composé non volatil, d'une antisepsie suffisante, ne nécessitant pas d'emballage spécial, pouvant être employé en solution ou servir à préparer des poudres antiseptiques.

Solution de chlorure de fer et d'alumine de Port. — On prend 100 grammes de terre glaise légèrement cuite; on la pulvérise et on l'imbibe d'acide chlorhydrique. Le mélange est abandonné à la chaleur et repris ensuite par 200 grammes d'eau. Le liquide renferme un mélange de perchlorure de fer et de chlorure d'aluminium dans lequel il suffit de tremper de la charpie pour avoir un pansement antiseptique.

La partie la plus fine du résidu peut servir de poudre antiseptique.

Port recommande plusieurs autres préparations semblables **renfermant toutes de 10 à 27 p. 100 de chlorure d'aluminium.**

Solution alcoolique de goudron. — On fait dissoudre du goudron de bois dans de l'alcool et on en imprègne les linges à pansement.

Poudres antiseptiques. — Elles renferment toutes environ 2 p. 100 de principe actif. Ces préparations peuvent varier à l'infini selon que l'on combinera tel ou tel antiseptique avec l'une quelconque des poudres inertes dont nous avons parlé.

Ces poudres sont toutes d'une préparation et d'une conservation faciles, d'une application très-simple, d'un prix peu élevé.

Elles se tassent facilement, nécessitent des boîtes spéciales munies d'un petit crible et d'un agitateur. Albrecht de Tubingen fournit des modèles de boîtes au prix de 1 fr. 25 c.

1° *Poudre de Demaux et H. Larrey :*

Plâtre	3 parties.
Goudron	1 partie.

2° *Poudre de Bruns :*

Mixture de Bruns	1 partie.
Carbonate de chaux	8 parties.

3° *Cataplasme de Port.* —Faire une poudre en mélangeant du goudron à l'une quelconque des poudres suivantes : son, sciure de bois, plâtre, sable.

Savons antiseptiques. — Port conseille de mélanger parties égales de goudron et de savon ; on obtient ainsi un emplâtre qui s'applique facilement sur la plaie et qui a la propriété de se dissoudre dans ses produits de sécrétion.

D'après M. le professeur Gaujot, les composés de goudron (magma d'étoupes ou de ouate, cataplasmes de Port, glycérolé d'amidon et de goudron), les mélanges de craie et de camphre, de craie et de coaltar, c'est-à-dire, presque toutes les préparations de poudres antiseptiques, ne doivent être mises en usage que pour les plaies menacées de gangrène ou de pourriture d'hôpital.

Nous avons passé en revue les différents agents qui entrent dans la composition des pansements ; après cette longue et aride exposition, nous arrivons à une partie beaucoup plus intéressante de notre travail. Nous allons étudier, d'après les auteurs, les pansements préparés à l'avance en vue de la chirurgie d'armée, et signaler les avantages et inconvénients de chacun d'eux.

VII.

DES PANSEMENTS.

MODE DE PRÉPARATION. — AVANTAGES. — INCONVÉNIENTS.

Le matériel que nous venons de passer rapidement en revue a servi à fabriquer un certain nombre de pansements de forme et de consistance différentes. Selon les propriétés spéciales à chacun d'eux, les uns pourront être appliqués immédiatement sur le champ de bataille (*poudres et pansements secs*); les autres à l'ambulance ou dans les hôpitaux de guerre (*pansements secs et pansements humides*). Pour ne pas compliquer la classification, nous adopterons une division basée sur la nature du corps inerte auquel le principe actif est incorporé, et nous aurons ainsi à examiner successivement les poudres et les pansements proprement dits. Cette classification nous paraît d'autant plus admissible que les indications remplies par chacune de ces variétés de mode de pansement sont tout à fait différentes.

Les *poudres,* en effet, n'ont qu'un but : fermer la plaie en formant une croûte sèche qui empêche l'introduction d'agents infectieux.

Les *pansements proprement dits,* au contraire, tout en permettant la dessiccation de l'eschare dans toute l'étendue du trajet, laissent cependant les liquides s'écouler librement au dehors. ·

VIII.

PANSEMENTS AVEC LES POUDRES ANTISEPTIQUES.

La plupart des poudres que l'on emploie doivent produire une croûte imputrescible qui mette obstacle à la pénétration de principes nocifs dans la plaie.

Quelques-unes, comme la gomme arabique préconisée par Schleiffer, sont uniquement destinées à former avec les liquides de la plaie un mucilage qui garantit celle-ci contre les agents de putréfaction.

Les poudres antiseptiques se préparent en combinant une poudre inerte avec un principe actif, de manière que le mélange renferme de 2 à 4 p. 100 d'antiseptique.

Le camphre, le tannin et l'acide salicylique sont les seuls antiseptiques qui aient été employés sans mélange.

Bruns préconise une poudre composée de carbonate de chaux et de la mixture dont nous avons donné la formule dans le chapitre précédent.

Port recommande la poudre de phénate de chaux qui, outre l'avantage d'avoir les propriétés de l'acide phénique, est un composé non volatil.

Neudörfer et d'autres préfèrent l'acide salicylique ou toute autre poudre.

Ces poudres pourraient être fabriquées extemporanément, ou bien au moment des besoins, car partout on trouve les corps inertes auxquels on peut ajouter un antiseptique.

Les brancardiers pourraient accrocher à leur ceinturon deux boîtes en fer-blanc, d'assez grande dimension, contenant une de ces poudres. Le sac régimentaire renfermerait des réserves de ces mêmes poudres. Les caissons d'ambulance, les voitures de pharmacie pourraient être approvisionnés de quantités suffisantes pour assurer l'exécution des premiers secours. Ces poudres pourraient être préparées facilement et conservées longtemps. Un tel pansement serait peu coûteux. En un mot, leur emploi simplifierait beaucoup le matériel d'ambulance.

Pour appliquer cette poudre, il suffit de la verser sur la plaie avec une spatule ou un verre de montre. Certains chirurgiens préféreraient des appareils plus perfectionnés qui, par leur forme et leur mode d'emploi se rapprochent beaucoup des petits soufflets à insecticide Vicat.

Malgré les nombreux avantages que nous venons d'énumérer, les partisans de poudres antiseptiques sont peu nombreux : cela se comprend facilement. En effet, si la plaie sécrète beaucoup de liquide et que la substance employée forme un mucilage ou une croûte, ceux-ci sont entraînés en très-peu de temps par les liquides, et l'on a fait une opération inutile.

Il est bon de faire remarquer cependant que les plaies par projectiles de guerre, du moins les plaies faites par les balles, donnent en général peu de liquide au début. On arriverait donc le plus souvent à former une croûte, en d'autres termes à fermer la plaie.

Nous n'avons pas à discuter ici les avantages et les inconvénients de cette méthode de traitement qui consiste à fermer les plaies. De tous temps elle a été employée : la cuirasse de diachylon de Chassaignac, l'avivement des bords de la plaie et la réunion par sutures, l'occlusion avec la baudruche, le taffetas d'Angleterre, le collodion, la ouate collodionnée, la cicatrisation sous-crustacée, etc., sont autant de variétés de cette même méthode. On peut dire qu'avec chaque nouveau mode de pansement sont venus de nouveaux partisans de l'occlusion : le pansement antiseptique devait nécessairement avoir les siens. Du reste, Lister fut le premier qui appliqua l'occlusion antiseptique avec son pansement primitif; mais il ne tarda pas à reconnaître les inconvénients de cette méthode, et bientôt il adopta le pansement qu'il emploie actuellement.

En admettant qu'il se forme une croûte, nous devons nous demander ce qu'elle deviendra. Cette croûte constituée par un mélange de sang, de lymphe, de poudre inerte insoluble et d'antiseptique, occupera toute la longueur du trajet et adhérera à ses parois. Elle empêchera, par le fait, l'écoulement des liquides et pourra produire des accidents de rétention (lymphangite, phlegmons, fusées purulentes, etc.).

Pour que la plaie se cicatrise, il faut que la croûte disparaisse, c'est-à-dire qu'elle soit résorbée, qu'elle s'enkyste ou qu'elle soit éliminée :

1° La résorption d'une substance telle que le plâtre ou la brique pilée qu'on a préconisés, est impossible;

2° L'enkystement est une terminaison possible, mais la guérison est incomplète, car des causes nombreuses peuvent déterminer la suppuration ultérieurement;

3° L'élimination ne se fait pas sans suppuration.

Il est donc inutile d'exposer la plaie aux complications qui peuvent provenir de la présence de corps étrangers introduits sous prétexte de faire de l'antisepsie.

L'emploi de poudres antiseptiques est inutile, même comme pansement provisoire. Parmi les blessés qui arrivent à l'ambulance, un certain nombre attend plus ou moins longtemps l'application du premier pansement. Ceux qui sont pansés immédiatement subissent préalablement un lavage de la plaie qui enlèvera la poudre appliquée primitivement : il est vrai que l'on aura assuré l'asepsie de la plaie jusqu'à ce moment ; mais nous verrons plus loin que des moyens plus simples permettent d'arriver au même but sans nécessiter un lavage de la plaie à l'ambulance.

Restent ceux qui conserveront la poudre pendant un, deux ou

trois jours. La poudre que l'on appliquerait ne pourrait renfermer plus de 4 à 5 p. 100 d'antiseptique, sinon elle agirait comme caustique et par conséquent augmenterait l'étendue des désordres. Si elle ne renfermait que 4 à 5 p. 100 d'antiseptique, elle perdrait rapidement ses propriétés, et au bout de 24 heures la plaie ne serait plus recouverte que par une poudre inerte.

On pourrait, il est vrai, dès le début, employer de l'acide salicylique pur; mais cet acide est d'un prix assez élevé et il serait difficile de se procurer ce corps en quantité suffisante. Cet acide, mélangé à la gomme arabique, pourrait être utilisé si celle-ci ne s'agglutinait pas aussi facilement sous l'influence de l'humidité de l'air, condition très-défavorable qui rend son emploi impossible en chirurgie d'armée.

Ajoutons encore que la plupart des principes qui forment l'agent actif des poudres actuelles entraient autrefois dans la composition de cérats, onguents ou pommades dont le mode d'action est connu. Nous doutons que ce mode d'action soit changé par la forme médicamenteuse sous laquelle on emploie ces mêmes principes aujourd'hui. Il est bien entendu que ces considérations ne s'appliquent pas aux poudres salicylées ou phéniquées. Enfin, disons que le tannin, le camphre, l'alun, le sulfate de fer, de zinc, de cuivre, le chlorure ou l'acétate d'alumine, le chlorure d'antimoine, etc., seront toujours indiqués comme autrefois, lorsqu'il s'agira de plaies de mauvaise nature, fongueuses, à suppuration ichoreuse, etc., c'est-à-dire de plaies qui suppurent depuis un certain temps et dont l'aspect est changé pour une cause quelconque.

La poudre est donc un moyen souvent inefficace, quelquefois dangereux, pour assurer l'antisepsie primitive.

Tel n'est pas cependant l'avis de tous les chirurgiens. D'après Neudörfer, une plaie qui aura nécessité une intervention et que l'on pansera avec une poudre antiseptique guérira aussi bien qu'avec un Lister ordinaire. Cet auteur dit avoir obtenu de cette manière de très-beaux résultats, même pour les plaies articulaires. Le manuel opératoire consisterait à laver préalablement la plaie et ses environs avec une solution phéniquée à 5 p. 100, puis à la recouvrir avec l'une des poudres antiseptiques (acide salicylique, etc.). Il suffit d'appliquer par-dessus un tissu imperméable (papier-parchemin, etc.) et une bande qui maintient le tout.

IX.

PANSEMENTS PROPREMENT DITS.

Avec un tissu quelconque imprégné d'une quantité suffisante de substance antiseptique, on peut fabriquer un pansement convenable. Nous ne voulons pas énumérer ici toutes les variétés qui ont été proposées; nous nous contenterons d'exposer celles qui paraissent réunir toutes les conditions que l'on peut exiger d'un bon pansement.

Les qualités que l'on doit demander à un bon pansement varient avec les indications qu'il doit remplir. Les auteurs ont recherché avant tout l'uniformité dans le matériel. Ils ont voulu avoir des pansements que l'on puisse utiliser aussi bien sur le champ de bataille que dans les ambulances. Quelques chirurgiens se sont préoccupés plus spécialement de la question de l'antisepsie sur le champ de bataille même, d'autres n'ont eu en vue que l'antisepsie à l'ambulance.

Nous avons dit au début que l'application de l'antisepsie avait été jugée impossible par la plupart des chirurgiens d'armée et par le dernier Congrès de chirurgie. Mais à cette époque on ne s'occupait guère que du Lister véritable, et depuis, les opinions ont changé. On admet que dans les ambulances de corps d'armée et les hôpitaux de guerre, l'antisepsie peut être appliquée à peu près comme dans les hôpitaux de paix : la question est plus controversée pour le champ de bataille. Les chirurgiens ont cherché un pansement qui possédât toutes les qualités exigées pour le matériel. Ce pansement doit pouvoir être fabriqué rapidement et facilement même par des gens peu exercés. Quoique la conservation diminue les propriétés actives, il doit renfermer au moment de l'application une quantité suffisante d'antiseptique pour assurer la désinfection de la plaie pendant trois ou quatre jours.

Il doit pouvoir se laisser imprégner facilement par les liquides qui s'écoulent de la plaie et empêcher la décomposition de ces liquides. En même temps il doit désinfecter l'air qui filtre à travers le pansement pour arriver à la plaie.

Le pansement lui-même ne doit pas renfermer de germes nuisibles.

Les conditions de prix, de conservation, de préparation, etc., doivent être les mêmes que pour le matériel.

Les pansements pourront être appliqués sous la forme sèche ou sous la forme humide. Celle qui convient pour le champ de bataille est la forme sèche, car il serait souvent impossible de se procurer la quantité d'eau nécessaire, nous avons déjà dit pourquoi.

Les pansements humides pourront rendre de grands services dans les ambulances ; dans certains cas, ils assureront l'asepsie, alors que les pansements secs seraient inefficaces.

Les pansements secs doivent être d'une application facile et rapide. Ceux qui serviront comme pansements provisoires, doivent être riches en antiseptique, c'est-à-dire renfermer de 8 à 10 p. 100 de principe actif, car ils devront assurer l'antisepsie même si le pansement reste en place pendant 3 ou 4 jours.

Les conditions qui exigent à l'ambulance le renouvellement du pansement sont :

1° L'augmentation de température. Celle-ci ne doit pas dépasser 38°5 dans l'aisselle ;

2° Les douleurs violentes ;

3° La mauvaise odeur que dégage le pansement ;

4° Le pansement est défait ou relâché ;

5° L'imbibition du pansement par les produits de sécrétion de la plaie.

X.

PANSEMENTS A LA CHARPIE.

Les pansements à la charpie sont d'un prix plus élevé que les pansements au coton, à la jute, à la gaze, etc. De plus, de tous les objets de pansements, c'est la charpie qui emmagasine le plus facilement les agents de putréfaction ; enfin lorsqu'elle est pure, elle adhère aux lèvres de la plaie et pour l'en détacher on produit souvent de légères déchirures qui, d'après certains chirurgiens, deviennent le point de départ d'érysipèle ou de lymphangite. Nous avons assez dit ce qu'il fallait penser de la charpie : comme pourtant quelques-uns la conseillent encore, citons les moyens de combattre une partie de ses défauts.

PANSEMENTS HUMIDES A LA CHARPIE. — La charpie absorbe environ deux fois son poids d'eau. Si la solution que l'on emploie est à 2 p. 100 de phénol, la charpie renfermera, après imbibition, 4 p. 100 de cette substance.

Charpie phéniquée humide. — Elle se prépare, au moment des besoins, en trempant de petits gâteaux de charpie dans une solution aqueuse d'acide phénique à 2,5 p. 100. Après expression elle renferme, d'après Port, 5 p. 100 d'acide phénique. Si elle en contient une plus grande quantité, elle produit chez certains sujets de l'érythème, de l'eczéma phéniqué ou même une escharification superficielle de la peau. Elle n'assure l'antisepsie que pendant quelques heures. L'acide phénique se volatilise en même temps que l'eau s'évapore. On peut retarder cette volatilisation en recouvrant la charpie d'un tissu imperméable et en le fixant au moyen d'une bande. Ce pansement n'est applicable que dans les ambulances.

Charpie glycérinée ou huilée. — Le mode de préparation et les propriétés de ce pansement sont à peu près les mêmes que ceux de la charpie phéniquée simple. La glycérine et l'huile retiennent plus longtemps l'acide phénique, et le pansement conserve ainsi ses propriétés.

La glycérine qui sert à la préparation doit être pure, exempte d'acides. Si on se sert d'huile, il faudra en choisir une qui ne s'altère pas. Presque toutes ont la propriété de se décomposer, de sorte qu'au bout d'un certain temps, elles renferment une proportion plus ou moins forte d'acides de la série grasse (acétique, etc.).

Charpie au phénate de chaux. — Ce pansement, préconisé par Port, aurait l'avantage de pouvoir être préparé extemporanément. En versant sur de la chaux une solution aqueuse d'acide phénique à 2,5 p. 100, on obtient la solution de phénate de chaux dans laquelle il suffit de tremper la charpie. Ainsi préparée, elle peut être appliquée sur la plaie. Elle maintiendrait l'antisepsie, car le phénate de chaux n'est pas volatil et, de plus, il n'est pas caustique comme l'acide phénique.

Cette charpie peut être emportée humide, et desséchée quand les circonstances le permettent.

Charpie à l'alcool phéniqué. — C'est une mauvaise préparation, parce que l'alcool s'évapore très-rapidement et laisse l'acide phénique presque pur. Or, ce corps, s'il n'est dilué, est très-caustique ; appliqué sur la plaie, il produira toujours une eschare, quelquefois une intoxication.

Pansements secs a la charpie. — Les solutions aqueuses d'antiseptiques volatils ne peuvent servir à la fabrication des pansements secs à la charpie, parce que l'eau s'évapore trop lentement et qu'elle entraîne avec elle la plus grande partie du principe actif. Après la dessiccation, on aurait une charpie aseptique mais non antiseptique.

Les solutions alcooliques sont les seules qui aient été employées jusqu'à présent. L'alcool s'évapore très-rapidement, de sorte que la déperdition en principe actif est faible. Comme ce principe est lui-même volatil, la charpie sèche doit être conservée dans un récipient hermétiquement clos.

Charpie phéniquée sèche simple. — Elle doit renfermer de 8 à 10 p. 100 de principe actif. On la prépare en l'imbibant d'une solution convenable d'acide phénique dans l'alcool. Cette préparation conserve une antisepsie suffisante, pendant 24 heures environ. Elle ne peut guère être préparée à l'avance à cause de la déperdition rapide en acide phénique.

Pour donner plus de fixité au phénol, c'est-à-dire pour empêcher sa volatilisation très-rapide, on ajoute à la solution alcoolique une certaine quantité de colophane finement pulvérisée, et pour maintenir la souplesse du pansement, un peu de glycérine, d'huile de ricin ou de stéarine. On a alors les pansements suivants :

Charpie phéniquée sèche, glycérinée, stéarinée ou ricinée. — Nous avons donné, dans le chapitre précédent, la formule d'un certain nombre de mixtures de Bruns ou de Munnich. Ces préparations pourraient servir à la rigueur à faire une charpie antiseptique. Le manuel opératoire serait aussi simple et aussi facile que pour la jute de Munnich.

Cette charpie pourrait être préparée à l'avance ou bien au moment des besoins. Son prix serait plus élevé que celui d'une ouate analogue.

Des paquets du soldat, des tampons provisoires pour brancardiers, analogues à celui d'Esmarch, pourraient encore être confectionnés de cette manière.

La charpie ayant une texture beaucoup plus épaisse que la jute, la préparation sèche de cette substance sera peut-être trop dure et pas assez élastique pour être appliquée sur une plaie. Nous reviendrons sur ce sujet en parlant de la jute de Munnich.

Charpie sèche au phénate de chaux de Port. — Elle se prépare en faisant sécher la charpie humide dont nous venons de parler. De tous les pansements à la charpie, c'est le moins coûteux ; malheureusement, sa valeur antiseptique n'est pas encore bien établie.

Charpie au chlorure de zinc. — Pansement hygroscopique, d'une préparation et d'une conservation facile. L'expérience établira sa valeur réelle, soit comme pansement provisoire, soit comme pansement définitif.

Charpie salicylée. — Préparée avec une solution aqueuse, elle renferme trop peu d'acide salicylique après dessiccation. Avec une solution alcoolique ou éthérée, son prix serait trop élevé pour qu'elle puisse être utilisée en chirurgie d'armée.

Charpie au perchlorure de fer. — Ce pansement fut surtout employé en Crimée par Salleron. Les conditions spéciales dans lesquelles on se trouvait justifiaient l'emploi de charpie perchlorurée. Cette substance a de nouveau été préconisée par Port. Le perchlorure de fer est irritant et caustique ; il agit trop énergiquement et ne peut être employé que pour les plaies de mauvais aspect ou atteintes de pourriture d'hôpital.

XI.

PANSEMENTS AVEC LES COMPRESSES ANTISEPTIQUES.

Les compresses remplacent avantageusement la charpie dans tous les pansements humides, car elles adhèrent moins facilement aux lèvres de la plaie. Imbibées d'une solution aqueuse antiseptique (acide phénique, salicylique, chloral, etc.) et recouvertes d'une couche de ouate et d'un tissu imperméable (taffetas, papier-parchemin paraffiné ou goudronné, etc.), elles peuvent être employées dans les ambulances.

Leur trame est trop épaisse pour qu'on puisse s'en servir pour faire des pansements secs.

Comme pansements humides, on les a employées soit seules, soit avec de la ouate simple ou salicylée. Bardeleben, Eilert, Beck, Watraszewski, Bœckel, etc., ont employé avec succès les compresses humides.

On peut les tremper dans les solutions aqueuses, glycérinées ou huilées.

Généralement, on recouvre la plaie avec un petit linge, fenêtré ou non, trempé dans de l'huile ou de la glycérine phéniquée.

Ce linge peut être remplacé par du protective ou du papier parcheminé. Bœckel conseille du papier à cigarettes huilé. Au-dessus de ce linge on met plusieurs compresses phéniquées maintenues par une bande de ouate. Pour éviter l'évaporation trop rapide, on applique sur les couches précédentes une toile imperméable que l'on fixe avec une bande. En supprimant un ou plusieurs des éléments de ce pansement, ou en les remplaçant par d'autres, en changeant le composé antiseptique, on arrive à faire de nombreuses variétés du pansement.

XII.

PANSEMENTS A L'ÉTOUPE ANTISEPTIQUE.

Cette substance a été peu étudiée jusqu'à présent. Le Dʳ Queyrac avait proposé, en 1870, d'utiliser pour le pansement des plaies l'étoupe obtenue au moyen du cardage des vieux cordages de rebut de la marine. Cette substance absorbe les liquides et détruit la mauvaise odeur.

Pendant la guerre d'Amérique, ce genre de charpie, sur la proposition de L. Sayre, a été employé sur une grande échelle ; on le désignait sous le nom d'*oakum*.

L'étoupe de calfat, employée pendant la guerre de 1870, peut servir au pansement des plaies. On n'obtiendrait certainement pas avec cette substance (étoupe ou filasse) le feutrage de la ouate : cependant elle pourrait rendre les mêmes services que la jute. Il est à craindre que ses fibres ne soient trop friables, et ne forment, en se cassant, des déchets qu'on ne pourrait utiliser.

Comme la jute, en raison de son élasticité, elle peut être utilisée pour garnir les gouttières, doubler les attelles. Cette même propriété permet de la comprimer et d'en amasser une grande quantité dans les fourgons d'ambulance. En raison de son prix peu élevé, ce serait une substance très-précieuse.

L'étoupe et la filasse ressemblent à la jute sous le rapport de la texture, de la finesse des fibres, etc. Les préparations qui servent à produire la jute antiseptique seront employées pour faire de l'étoupe ou de la filasse un pansement désinfectant. En employant la mixture de Munnich, on obtiendrait un très-bon pansement, peu coûteux, facile à préparer et à conserver.

Nous avons déjà parlé de l'étoupe au coaltar et au goudron, nous n'y reviendrons pas.

XIII.

PANSEMENTS OUATÉS ANTISEPTIQUES.

La ouate possède des propriétés qu'on ne rencontre qu'à des degrés beaucoup plus faibles dans les autres substances, telles que étoupe, jute, etc. Nous les avons énumérées dans le chapitre précédent. Elle a été peu employée comme pansement humide, parce qu'elle se laisse difficilement imprégner par les substances antiseptiques lorsqu'elle n'a pas été dégraissée préalablement.

Employée seule, elle peut servir de pansement rare, très-doux. Elle laisse écouler les liquides, entretient une pression égale et une température constante, soustrait la blessure à des contacts nuisibles, à condition toutefois qu'elle soit désinfectée.

PANSEMENTS OUATÉS HUMIDES. — Ils se préparent avec du coton hydrophile et des solutions aqueuses, ou avec de la ouate simple que l'on malaxe un certain temps dans ces solutions.

Ouate glycérinée. — Le professeur Guyon emploie de la ouate trempée dans une solution de glycérine phéniquée au 10e ou au 20e, suivant la formule de Gubler.

Ouate phéniquée camphrée. — D'après Duhamel, on prend 2 grammes d'acide phénique dilués dans quelques gouttes d'alcool et on les ajoute à 12 grammes de camphre en poudre. 5 grammes de ce mélange sont introduits dans 100 grammes d'huile d'olive. La ouate imbibée avec cette huile formerait un pansement d'un prix peu élevé et qui donnerait de bons résultats.

PANSEMENTS OUATÉS SECS. — La ouate, comme la charpie, devient un foyer d'infection lorsqu'elle a été conservée dans un milieu contaminé. Aussi ne devrait-on employer cette substance qu'après l'avoir imprégnée d'un agent antiputride. Il n'est pas nécessaire que celui-ci soit un antiseptique volatil.

Ouate salicylée. — La ouate salicylée se prépare avec du coton dégraissé : 10 kilogr. de ouate sont plongés dans un mélange de 60 litres d'eau, 10 kilogr. d'alcool et 1 kilogr. d'acide salicylique. Après imprégnation et dessiccation, on enferme le produit sec dans du papier parchemin.

La ouate salicylée du commerce ne présente pas des garanties suffisantes pour être employée en chirurgie d'armée. Souvent elle ne renferme que le tiers ou le quart de l'acide qu'indique l'étiquette. Cela tient à plusieurs causes : 1° l'acide salicylique en solution aqueuse imprègne bien la ouate, mais la dessiccation exige un temps très-long, pendant lequel une grande quantité de l'acide se volatilise (d'après Munnich, plus de la moitié de l'acide serait ainsi perdu) ; 2° l'acide se dépose sous forme cristalline très-fine sur les fibres de la ouate : cette poudre est peu adhérente, elle tombe en partie pendant les manipulations qu'exige l'empaquetage de la ouate. Il en résulte forcément que certaines couches de coton renferment très-peu de désinfectant, tandis que d'autres en contiennent des quantités trop considérables.

La ouate préparée avec une solution alcoolique ou éthérée d'acide salicylique présente une répartition plus égale et renferme une plus grande quantité du désinfectant. L'alcool ou l'éther s'évaporent très-rapidement, de sorte que la perte en acide salicylique est très-faible. C'est une bonne préparation qui a rendu de nombreux services dans la pratique civile ; mais elle est trop coûteuse pour pouvoir être employée en campagne.

Mac-Cormac conseille l'emploi d'une solution glycérinée d'acide à 10 p. 100. Pour faire le pansement, une couche de coton serait trempée dans cette solution et appliquée sur la plaie pardessus le protective. Une seconde couche de coton sec enveloppe la première en la débordant. Enfin, le tout est entouré de makintosh.

La ouate salicylée a été préconisée par Esmarch pour composer le tampon provisoire. Elle a été employée avec succès pendant la guerre russo-turque. C'est un pansement moins irritant que le pansement phéniqué.

Ouate au chlorure de zinc. — La ouate au chlorure de zinc répond à presque toutes les conditions imposées à un bon pansement. La ouate se trouve à peu près partout ; le chlorure de zinc est une substance facile à préparer si on n'en emportait pas des quantités suffisantes. Ce composé n'étant pas volatil, les solutions aqueuses peuvent servir à la préparation. Comme la dessiccation est assez lente, on pourrait faire de la ouate chlorurée à l'avance, car la conservation en est facile. Le chlorure étant hygroscopique, on ne pourra jamais éviter un certain degré d'humidité. En campagne, on pourrait hâter la dessiccation de cette ouate en ajoutant à la solution aqueuse une certaine proportion d'alcool. Plus cette quantité sera considérable, plus la dessiccation sera rapide.

La ouate ou la jute chlorurées sont employées exclusivement comme antiseptiques dans certains hôpitaux d'Allemagne. Bardeleben, Eilert, etc., ont obtenu de nombreux succès avec elles.

En chirurgie d'armée, c'est une des substances avec laquelle on fabriquerait très-facilement et à bas prix soit des paquets du soldat, soit des tampons provisoires, soit des pansements définitifs quoditiens ou rares, selon les indications fournies par l'état de la plaie.

Ouate boratée (Fischer, Mac-Cormac). — Elle doit être préparée avec des solutions concentrées d'acide borique. L'eau à froid ne dissout que 4 p. 100 d'acide borique; à chaud, cet acide est beaucoup plus soluble. Il faut donc plonger la ouate dans une solution chaude; par le refroidissement, l'acide borique se dépose en petits cristaux. Il suffit de retirer la ouate et de la faire sécher.

Malgré les propriétés antiseptiques de l'acide borique, la ouate boratée n'est guère conseillée. L'inégale répartition du désinfectant et la facilité d'une contamination ultérieure en sont les principales causes; de plus, l'acide borique n'est pas un antiseptique assez puissant.

Ouate au perchlorure de fer. — Nous avons suffisamment parlé des composés au perchlorure de fer. Malgré les nombreux inconvénients de ce sel, on tend aujourd'hui à le réintroduire en thérapeutique associé à la ouate. La pharmacie internationale de Schaffouse l'exporte dans tous les pays, sous la forme de ouate sèche renfermée dans des flacons en verre.

XIV.

PANSEMENTS AU LINT, A L'AMADOU ANTISEPTIQUE.

Le lint est une étoffe de coton lâche et épaisse remplaçant la charpie. Ce produit est surtout employé en Angleterre et pourra servir à faire des pansements antiseptiques. Les détails que nous venons de donner sur le mode de préparation et sur le mode d'emploi des pansements précédents nous dispensent de nous étendre plus longuement sur le lint.

L'amadou, substance trop connue pour que nous décrivions ses qualités, se laisse comprimer facilement et absorbe bien les liquides. Elle pourrait être utilisée, soit comme pansement sec, soit comme pansement humide.

La mixture de Bruns ou de Munnich ne pourrait être employée avec l'amadou, car elle lui enlèverait sa souplesse et son élasticité.

Les solutions salicylées formeraient avec cette substance de bons pansements secs qui n'auraient pas les inconvénients de la jùte, de la ouate ou de la charpie salicylées, parce que le feutrage de l'amadou s'opposerait à la répartition inégale de la poussière salicylique.

Peu mentionné jusqu'à présent, l'amadou rendu antiseptique mérite cependant d'être cité au nombre des substances avec lesquelles on pourrait fabriquer facilement des paquets peu volumineux, très-légers, que l'on pourrait mettre dans une enveloppe parcheminée avec une bande en gaze et une épingle de sûreté.

XV.

PANSEMENTS A LA JUTE.

La jute est la fibre du *Corchorus capsularis*. Lorsqu'elle est blanchie et cardée, elle ressemble beaucoup à la ouate. Elle se laisse plus facilement traverser par les liquides que le coton, ce qui est une condition défavorable, car tout pansement imbibé doit être renouvelé.

Comme l'étoupe ou la filasse, elle peut servir à doubler les attelles ou à rembourrer les appareils. En raison de son prix peu élevé, son usage s'est généralisé en Allemagne.

La jute se laisse plus facilement imprégner par les antiseptiques volatils que par les antiseptiques fixes. Elle se tasse facilement, de sorte qu'il faut l'étirer avant de s'en servir.

Pansements humides à la jute. — Ces pansements se préparent en trempant la jute simple dans une solution aqueuse, glycérinée ou huilée d'un antiseptique.

Leur mode d'emploi n'offre aucune difficulté ; selon la quantité de principe actif, on appliquera le pansement directement sur la plaie, ou bien on le séparera des lèvres de celle-ci au moyen d'un carré de protective. On fera bien de l'appliquer en gâteaux uniformes, car la jute se tassant facilement, le pansement pourrait se déplacer.

Les pansements humides ont été employés par un grand nombre de chirurgiens allemands sous forme soit de jute phéniquée, soit de jute au chlorure de zinc.

Pansements secs. — La plupart des pansements secs que l'on a employés sont préparés avec l'acide phénique.

Ils comprennent deux groupes : le premier renferme les pansements d'une préparation simple, facile et rapide, mais qui ne peuvent être conservés longtemps, sous peine de perdre leurs propriétés antiseptiques ; ce sont la jute phéniquée simple et la jute salicylée. Le deuxième groupe renferme des pansements un peu plus compliqués, quoique faciles à préparer, mais qui peuvent être conservés pendant un certain temps sans perdre leurs propriétés désinfectantes ; ce sont la jute phéniquée sèche de Munnich et la jute au chlorure de zinc.

Jute phéniquée simple. — D'après un compte rendu du 14 juin 1879, sur des expériences faites par ordre du ministère de la guerre allemand, on prépare cette substance en arrosant 500 grammes de jute avec un mélange de 50 grammes de phénol et 700 grammes d'alcool.

Après dessiccation, on comprime la jute, on l'enveloppe dans du papier-parchemin, on la met dans des caisses et on la conserve dans un endroit frais. Le kilogramme de cette jute revient à 1 franc. La durée de la dessiccation est d'une demi-heure. D'après Munnich, on pourrait n'employer que 65 centilitres d'alcool, c'est-à-dire 550 grammes.

Cette jute contient environ 8,7 p. 100 d'acide phénique. Conservée dans des boîtes en fer-blanc, dans du papier-parchemin, dans du papier à écrire ordinaire, ou exposée à l'air libre, elle renferme les proportions suivantes d'acide phénique :

(*Tableau de Munnich.*)

| AU BOUT DE | CONSERVÉE DANS | | | EXPOSÉE |
	des boîtes en fer-blanc.	du papier-parchemin.	du papier à écrire.	à l'air libre.
3 jours	8,3 p. 100.	8,1 p. 100.	7,7 p. 100.	6,1 p. 100.
1 semaine. . . .	8,0 —	7,6 —	7,3 —	4,2 —
2 semaines . . .	5,6 —	4,6 —	2,9 —	1,1 —
3 — . . .	4,6 —	4,2 —	2.1 —	0,8 —
4 — . . .	4,5 —	3,8 —	1,9 —	0,3 —
5 — . . .	4,5 —	3,8 —	1,7 —	
6 — . . .	4,4 —	3,7 —	1,6 —	
7 — . . .	4,4 —	3.7 —	1,1 —	
8 — . . .	4,2 —	3,6 —	0,7 —	

En appliquant cette jute comme pansement avec une proportion initiale d'antiseptique de 8,2 p. 100 et en la retirant au bout d'un temps déterminé pour rechercher la proportion d'acide phénique restant, Munnich est arrivé, après une série d'analyses, aux résultats suivants :

Le pansement enlevé renfermait en moyenne :

Après 1 jour d'application . . . . . . 4,5 p. 100.
  — 2 jours   —   . . . . . . 4,4 —
  — 3 —   —   . . . . . . 3,8 —
  — 4 —   —   . . . . . . 3,5 —
  — 5 —   —   . . . . . . 3,2 —
  — 7 —   —   . . . . . . 3,2 —

La jute phéniquée simple a l'avantage d'exiger peu de temps pour sa préparation et sa dessiccation, mais elle a l'inconvénient de perdre rapidement son acide phénique.

Les mêmes considérations s'appliquent à l'étoupe ou à la filasse phéniquées que l'on préparerait de cette manière.

Jute salicylée. — La jute salicylée est d'un prix moins élevé que la ouate salicylée dont elle possède les avantages et les inconvénients.

Pour les paquets du soldat et pour les tampons provisoires des brancardiers, on a proposé de substituer la jute à la ouate.

Thiersch prépare une jute salicylée de la façon suivante : On dissout 64 grammes d'acide salicylique dans 32 grammes d'alcool. On chauffe légèrement le mélange et on y ajoute 128 grammes de glycérine ; puis on verse le tout dans un litre d'eau bouillante. Une livre de jute imprégnée de cette mixture renferme 3 p. 100 d'acide salicylique.

Cette préparation reste toujours humide à cause de la glycérine qu'elle renferme.

Jute sèche de Munnich. — Avec la gaze de Bruns et la jute au chlorure de zinc, c'est une des préparations qui méritent le plus d'attirer l'attention des chirurgiens. De nombreux mémoires sur la valeur de ces pansements ont été publiés à l'étranger, surtout dans les *Archives de Langenbeck* et le *Journal militaire* allemand. Les plus importants sont ceux de Munnich, Schewen, Laué, Lühe, Bruns, Mac-Cormac, Melladew, etc.

Primitivement, Munnich employait pour une livre de jute : acide phénique, 50 grammes ; colophane, 200 grammes ; glycérine, 250 grammes ; alcool, 500 grammes. On pouvait remplacer 50 grammes de glycérine par 50 grammes de stéarine. On imprègne la jute avec ce mélange et on laisse sécher pendant quatre heures. La préparation peut être utilisée au bout de

12 à 18 heures en été et au bout de 18 à 24 heures en hiver. Le tout donne 1 kilogr. de *jute préparée* qui occupe un volume de 5,292 centimètres cubes après compression, soit un paquet de 21 centimètres de long, 18 de large et 14 de haut. On a tout intérêt à emporter la jute toute préparée, car elle n'occupe pas beaucoup plus de place que 1 kilogr. de jute brute (3,969 centimètres cubes), soit un paquet de 21 centimètres de long, 18 de large et 10,5 de haut.

Munnich modifia sa préparation primitive, d'abord en réduisant à 25 grammes la quantité de stéarine, ensuite en n'employant qu'un demi-litre d'alcool, soit 415 grammes. Cette préparation se dessèche en 2 à 3 heures en été, mais ne peut être utilisée qu'au bout de 12 à 24 heures. Son prix est de 1 fr. 40 à 1 fr. 50 par livre.

Une préparation encore plus simple consisterait à dissoudre 100 grammes de phénol et 100 grammes de colophane pulvérisée dans 1,200 grammes d'alcool. Avec cette mixture, on pourrait imbiber 1 kilogr. de jute (Munnich). On peut surtout l'employer pour la jute blanche et cardée.

La jute de Munnich renferme en moyenne 8 p. 100 d'acide phénique. Enveloppée dans du papier-parchemin elle peut se conserver longtemps : au bout de 8 jours, elle renferme encore 7,2 p. 100 de phénol ; en 3 mois, elle ne perd que 2 p. 100 de cet acide, et au bout de 6 mois 4 $^1/_2$ p. 100.

Appliquée sur une plaie, elle renferme encore au bout de quatre jours 6,3 p. 100 de phénol et au bout de 7 jours 4,3 p. 100.

La différence de prix entre la jute simple et la jute de Munnich est minime, la première revient à 1 fr. 03 environ et l'autre à 1 fr. 40. Mais il faut rappeler que le rendement est différent : avec une livre de jute brute, on obtient une livre et demie de jute phéniquée simple et 1 kilogr. de jute de Munnich.

On reproche à la jute de Munnich : 1° la longueur de la préparation, car cette jute ne peut être employée qu'au bout de 24 heures ; 2° les différentes manipulations qu'elle exige.

A la première question, Munnich répond que sa jute peut être préparée pendant une halte aussi bien que dans une ambulance, et que l'on peut toujours en emporter une quantité suffisante pour parer aux besoins les plus urgents.

La deuxième objection est plus difficile à résoudre. La jute se tasse facilement. Si elle est emportée avant d'avoir subi aucune préparation, elle occupe le plus petit volume possible ; or, pour l'imprégner il faut l'étendre, l'étirer, opérations qui exigent toujours un certain temps. Après l'imprégnation, elle est encore tassée. Si elle doit être empaquetée, on peut la comprimer immédiatement, mais dès qu'on voudra s'en servir, il faudra l'étirer de nouveau, afin de pouvoir l'appliquer uniformément. Ce qu'il faut éviter avant tout, ce sont les petits paquets durs de jute agglutinée, car ils empêchent de faire une compression uniforme, favorisent le déplacement du pansement et l'entrée d'air infecté dans la plaie.

La jute de Munnich employée pendant la guerre russo-turque dans le corps d'armée du général Zimmermann a donné d'excellents résultats. Cette substance, malgré ses qualités, ne peut servir seule à la confection du paquet du soldat, car il en faudrait au moins 25 grammes. Or, cette quantité formerait deux paquets trop volumineux. En outre, malgré le procédé ingénieux qu'emploie l'auteur pour emprisonner l'acide phénique, il sera difficile de trouver une *enveloppe pratique* qui retienne suffisamment cet acide. Quoi qu'il en soit, cette préparation est appelée à rendre des services, soit sur les places de secours, soit dans les ambulances, car elle maintient l'antisepsie pendant 5 à 6 jours au moins.

La jute de Munnich est appliquée directement sur la plaie et maintenue au moyen d'une bande. Enveloppée dans un carré de gaze phéniquée, elle forme le tampon préventif, qui a l'avantage de pouvoir être appliqué sans être sali par les mains du chirurgien ou du brancardier. Cette jute remplace avantageusement les éponges, la charpie, etc., pour le lavage des plaies.

Pour l'appliquer comme pansement humide, il suffit de la tremper dans de l'eau simple et dans de l'eau phéniquée à 1 p. 100.

Le prix d'un pansement pour une amputation de cuisse serait de 32 à 33 centimes ; le prix de la jute phéniquée simple serait de 31 à 32 centimes.

Rappelons que la jute de Munnich peut être préparée par une personne inexpérimentée et que sa préparation n'expose pas aux intoxications phéniquées comme on l'a prétendu.

Les mélanges antiseptiques qui servent à préparer cette jute peuvent être utilisés pour préparer l'étoupe ou la filasse phéniquée.

Jute au chlorure de zinc. — Proposée par Bardeleben, elle se prépare en dissolvant 10 parties de chlorure de zinc dans 100 parties d'eau. Le mélange sert à imprégner 100 parties de jute qui, après dessiccation, doit renfermer 10 p. 100 de chlorure de zinc. Quoique ce sel soit très-déliquescent, la jute sèche en 36 à 48 heures (Mac-Cormac).

Mais, d'après Munnich, elle ne renferme souvent que 2,28 p. 100 de chlorure, parce que le sel contient une proportion variable d'oxychlorure insoluble et inactif qui se dépose au fond du vase au moment où l'on fait la solution. Aussi faut-il souvent ajouter à la solution une petite quantité d'acide chlorhydrique pour dissoudre le précipité.

Le prix d'une livre de jute chlorurée préparée avec une solution aqueuse est de 55 centimes environ. Si l'on se sert d'une solution alcoolique, elle est aussi coûteuse que la jute de Munnich.

La jute chlorurée à 10 p. 100 n'a aucune action sur la peau saine ; elle irrite la surface d'une plaie. Cette excitation longtemps prolongée peut, d'après Munnich, amener des accidents inflammatoires.

La jute chlorurée, ainsi que toutes les jutes imprégnées d'antiseptiques fixes, permet souvent le passage des agents de putréfaction contenus dans l'air, ainsi que le prouvent les expériences suivantes du même auteur.

« Si on remplit des tubes aux deux tiers avec de l'urine fraîche ; si l'on fait bouillir cette urine, et qu'on bouche ces tubes avec des tampons divers : 1° ouate dégraissée ; 2° ouate salycilée à 10 p. 100 ; 3° jute ordinaire ; 4° jute phéniquée de Munnich ; 5° jute au chlorure de zinc ; 6° jute-charpie, on trouve que l'urine se décompose au bout de 2 jours dans le tube laissé ouvert, au bout de 5 jours dans le tube fermé avec de la jute simple, au bout de 6 jours dans le tube fermé avec la jute au chlorure de zinc, au bout de 15 jours avec le tube à jute de Munnich. Ceux qui sont fermés avec de la ouate dégraissée, de la ouate salycilée et de la jute-charpie, ne présentent pas de trace de décomposition 8 semaines après le début de l'expérience. »

La conclusion à tirer de ces expériences est très-simple : si le pansement doit prévenir les effets de l'encombrement et si l'on admet que ces effets se traduisent surtout par l'infection de l'air, le pansement à la jute chlorurée sera le plus défectueux puisqu'il ne pourra empêcher que quelque temps l'action des agents de putréfaction : comme pansement provisoire cependant (son action se maintenant 6 jours), il peut être utilisé et largement.

La chirurgie antiseptique, en l'employant, a démontré ce fait : c'est que sa solution faible, c'est-à-dire de 5 à 10 p. 100, produit des eschares superficielles qui n'empêchent pas la réunion par première intention sous un pansement antiseptique.

Appliqué directement sur une plaie, il arrête ou retarde le bourgeonnement : ce fait est bien connu. Il permet d'obtenir ce que Gosselin appelle la cicatrisation intermédiaire ; mais toutes les plaies, et en particulier les plaies par armes à feu, ne se prêtent pas à ce mode de cicatrisation. Celles que l'on pourra traiter par la jute chlorurée sèche auront nécessité une intervention (incisions ou débridement). Mais ces opérations ne doivent se faire qu'à l'ambulance (*Feldlazareth* ou *Fieldhospital*), et là on possède des pansements antiseptiques à agent volatil et partant plus efficaces, tels que la jute de Munnich ou la gaze de Bruns.

L'observation clinique démontrera plus tard la valeur réelle de la jute au chlorure de zinc comme pansement provisoire préventif. Les chirurgiens allemands seraient assez disposés à employer cette substance en raison de la modicité de son prix, de la facilité de sa préparation et de sa conservation, et enfin de la simplicité des paquets du soldat que l'on pourrait confectionner avec elle.

Jute boratée. — Cette substance mérite à peine une mention ; elle possède tous les inconvénients des pansements à l'acide borique, de plus, c'est un antiseptique incertain et douteux.

Pansement de Neuber. — C'est un pansement antiseptique rare comme le pansement de Guérin. Il ne peut guère être appliqué que dans les hôpitaux.

Après avoir diminué la surface de la plaie et assuré l'écoulement des liquides au moyen de ses tubes en os décalcifiés, ou bien après avoir recouvert de protective la surface d'une plaie qui ne peut être réunie par suture, Neuber applique sur la plaie deux coussins d'inégales dimensions. Ces coussins sont faits avec de la jute phéniquée enveloppée dans de la gaze. Le plus petit est appliqué d'abord et fixé au moyen d'une bande en gaze. Le plus grand, de 50 à 60 centimètres de dimensions, sert à recouvrir le premier. On fait disparaître les plis au moyen d'incisions

convenables. Pour rendre la compression uniforme et pour diminuer la quantité de liquides qui s'écoulent de la plaie, Neuber se
sert d'une bande de 3 à 5 mètres en caoutchouc vulcanisé. Le
pansement reste en place jusqu'à la guérison (de 11 à 40 jours).
Il n'est enlevé que s'il est traversé par les produits de sécrétion
de la plaie, etc. Au début, il renferme 8 à 10 p. 100 de principe
actif ; on maintient l'antisepsie en l'arrosant tous les deux jours
avec une solution phéniquée à 5 p. 100.

XVI.

PANSEMENTS A LA GAZE, MOUSSELINE, TARLATANE.

C'est dans cette catégorie que rentre le pansement de Lister [1].
La gaze que Lister emploie, a l'inconvénient de renfermer de la
paraffine à laquelle on attribue les exanthèmes observés parfois
après l'application de ce pansement ; son prix est trop élevé et sa
préparation trop difficile pour qu'on puisse l'utiliser en chirurgie d'armée.

Pansements humides à la gaze. — Avec la gaze on peut fabriquer
toutes les variétés de pansements dont nous avons déjà parlé au
sujet des compresses. Bardeleben employait de la gaze trempée
dans une solution phéniquée à 4 p. 100. Bœckel emploie de la
tarlatane trempée dans une solution à 5 p. 100. Pour éviter l'action caustique du phénol, il a soin de laver dans une solution
phéniquée à 1 1/2 p. 100 les couches qui sont directement en
contact avec la peau.

Pansements secs. Gaze de Bruns. — Nous avons indiqué dans
les chapitres précédents les différentes mixtures qui servent à préparer la gaze antiseptique. Munnich reproche à ces solutions
d'user trop d'alcool et propose de réduire les 2 litres de Bruns à
1 litre 1/2 ; il emploie pour faire des bandes de tarlatane phéniquées 50 grammes de phénol, 250 grammes de colophane, 200
grammes de glycérine et 500 grammes d'alcool. Dans ce mélange
il trempe 1 livre de gaze.

---

1. Si nous insistons aussi peu sur ce pansement, c'est qu'il comprend de trop nombreux éléments : le
spray, les sutures au catgut, le drainage, le protective, les éponges désinfectées, la gaze, le makintosh,
la bande, etc. Dans ces conditions, il est impossible sur le champ de bataille. Nous n'en avons retenu
que les drains et la gaze qui à la rigueur peuvent être conservés. Le catgut est préférable aux autres fils à
ligature ; il fait partie des approvisionnements des ambulances anglaise, autrichienne et allemande.
Quant au spray, il est inutile (Billroth, Bruns, Trendelenbourg, Bœckel, Melladew, etc.) ; le protective
et le makintosh seront remplacés par les tissus imperméables que nous avons cités. Les éponges peuvent
être suppléées par de la jute, de la gaze ou de la ouate antiseptiques.

Dans ces derniers temps, Bruns a donné une nouvelle formule pour préparer sa gaze. On mélange 20 parties de phénol à 60 parties de colophane et 15 parties de stéarine. On fait fondre ensemble la colophane et la stéarine ; on laisse refroidir légèrement et on ajoute le phénol avant la solidification. On obtient une masse de consistance pâteuse dont 800 grammes correspondent à 1 kilogr. de la mixture alcoolique.

Pour préparer soi-même de la gaze, il faut : ou bien les matériaux bruts séparés ; ou bien la mixture d'un côté, l'alcool et la gaze de l'autre. Les matériaux bruts isolés encombreraient beaucoup les voitures et caissons d'ambulance, si on voulait les emporter en quantité suffisante.

L'une quelconque des mixtures doit toujours être renfermée dans un contenant hermétiquement clos dont le prix augmente le prix du pansement. Les boîtes en fer-blanc paraissent le mieux appropriées au transport d'un pareil mélange. 1,000 grammes de mixture alcoolique ou 800 grammes de mixture modifiée servent à imprégner de 25 à 37 mètres de gaze selon la qualité que l'on choisira. Il faudrait une assez grande quantité de ces boîtes pour approvisionner suffisamment les ambulances.

La gaze à poids égal occupe 2 fois et demie moins de place que la jute. Mais encore faut-il la caser ? De plus, il est nécessaire d'emporter la quantité d'alcool qui doit servir à la solution de la mixture.

La gaze toute préparée ne conserve pas pendant assez de temps une antisepsie suffisante pour qu'on puisse en emporter une assez grande quantité au début d'une campagne. Heureusement il faut très-peu de temps pour la préparer : une personne peut faire 1 kilogr. 1/2 de gaze en 30 à 40 minutes. Pour cela, il suffit de verser la mixture dans l'alcool, de tremper la gaze et de la faire sécher. D'après Bruns, avec 6 hommes on peut préparer ainsi en 3 heures 4 kilogr. de gaze, c'est-à-dire 1,000 mètres carrés ou 500 pansements d'amputation de cuisse.

Comme nous l'avons vu, la gaze de Bruns peut être ricinée, stéarinée ou glycérinée. Préparée strictement d'après les indications de Bruns, elle renferme après dessiccation de 6 à 7 p. 100 d'acide phénique. Le tableau suivant indique, d'après Munnich, les pertes en phénol que subit cette gaze, selon qu'on la conserve à l'air libre ou dans du papier-parchemin.

Quantité d'acide phénique contenue dans la gaze

	RICINÉE.		GLYCÉRINÉE.		STÉARINÉE.	
	Abandonnée à l'air libre.	Conservée dans du papier-parchemin.	Abandonnée à l'air libre.	Conservée dans du papier-parchemin.	Abandonnée à l'air libre.	Conservée dans du papier-parchemin.
	p. 100.	p. 100.	p. 100.	p. 100.	p. 100.	p. 100.
Immédiatement après la préparation	6,1		6,3		6,5	
Au bout de 3 jours. . .	4,1	5,8	4,3	5,9	5,1	6,4
— 1 semaine. .	3,1	5,7	2,5	5,9	4,5	6,4
— 2 semaines .	2,2	5,6	1,9	5,6	3,0	6,2
— 3 — .	1,5	5,5	1,6	5,4	1,3	6,0
— 4 — .	1,4	5,1	1,1	5,0	0,8	5.2
— 5 — .	1,0	3,8	1,0	3,9	0,6	3,5
— 6 — .	0,9	3,1	0,9	3,1	0,4	2,6
— 7 — .	0,8	2,0	0,6	2,7	0,3	2,4
— 8 — .	0,5	1,4	0,3	1,6	0,2	1,9

Ainsi d'après ces recherches, la gaze perdrait beaucoup plus rapidement que la jute son acide phénique. En poursuivant les mêmes analyses, Munnich a recherché quelles étaient les pertes en phénol subies par la gaze appliquée comme pansement. Il prend 8 couches de gaze comme dans le Lister et isole la huitième couche au moyen de parchemin ; il dose la quantité de phénol renfermée : 1° dans la couche externe en contact avec l'air, 2° dans les couches moyennes (4e et 5e), 3° dans la couche interne en contact avec la peau. Ces couches renfermaient encore la proportion suivante d'acide phénique.

ÉPOQUE DE L'ANALYSE.	GAZE ricinée.			GAZE glycérinée.			GAZE stéarinée.		
	Couche externe.	Couche moyenne.	Couche interne.	Couche externe.	Couche moyenne.	Couche interne.	Couche externe.	Couche moyenne.	Couche interne.
—	pour 100.			pour 100.			pour 100.		
Après la préparation de la gaze	6,8			7,0			7,1		
2 jours après l'application du pansement.	1,3	3,9	3,6	1,5	3,0	2,3	2,4	4,6	4,0
En moyenne . . .	2,9			2,3			3,7		
4 jours après l'application du pansement.	1,2	2,3	1,8	0,5	0,9	0,6	1,4	2,8	2,4
En moyenne . . .	1,8			. 0,7			2,2		
7 jours après l'application du pansement.	1,0	2,1	1,5	0,1	0,5	0,2	1,0	2,4	2,0
En moyenne . . .	1,5			0,3			1,8		

En comparant les pertes en phénol subies par la jute phéniquée simple, la jute de Munnich et la gaze de Bruns, selon que ces substances sont conservées dans du papier-parchemin ou appliquées comme pansement, on trouve d'après Munnich les chiffres suivants :

	JUTE de Munnich.	JUTE phéniquée simple.	GAZE de Bruns ricinée.
Perdent :	a) *Conservées dans du papier-parchemin.*		
	pour 100.	pour 100.	pour 100.
Après 2 semaines.	0,2 de phénol.	4,1	0,5
— 4 —	0,5 —	4,9	1,0
— 6 —	0,6 —	5,0	3,0
— 8 —	1,0 —	5,1	4,7
	b) *Appliquées comme pansement.*		
Après 4 jours	1,4	4,8	5,0
— 7 —	3,9	5,8	5,4

La gaze a donc sur la jute l'inconvénient : 1° d'absorber une moins grande quantité de liquides ; 2° de perdre plus rapidement l'acide phénique dont elle est imprégnée. Elle a l'avantage de pouvoir être préparée plus facilement et plus rapidement.

Il est indispensable d'ajouter à la mixture un corps tel que la glycérine, stéarine, huile de ricin, etc., soit pour donner à la gaze un peu de souplesse, soit pour empêcher l'accolement des différentes couches. Cette addition offre quelques inconvénients : l'huile de ricin s'altère rapidement et parmi les produits de décomposition ou d'oxydation se trouvent les acides de la série grasse. Si on analyse *en été* 1 mètre de gaze ricinée (Munnich) 18 jours après la préparation, on trouve que les 3 grammes d'huile de ricin qu'elle contient ont donné naissance à une quantité d'acides équivalente à $0^{gr},425$ d'acide acétique anhydre. Ces produits peuvent avoir une influence fâcheuse sur la cicatrisation. La gaze ricinée a de plus une mauvaise odeur et colle aux doigts.

L'addition de glycérine peut avoir les mêmes inconvénients, car la glycérine s'altère facilement au contact de l'air. On ajoute cette substance pour diminuer la quantité d'alcool. Plus il y a de glycérine, moins il faut d'alcool. Mais la glycérine retarde beaucoup la dessiccation ; la gaze doit être exposée plus longtemps à l'air, et perd donc une plus forte proportion d'antiseptique. La gaze glycérinée est une substance hydrophile qui absorbe trop facilement et trop rapidement les liquides ; aussi faut-il renouveler souvent le pansement, du moins dans les premiers temps de la blessure, alors que l'écoulement des liquides est abondant.

La gaze stéarinée est préférable, mais elle est plus difficile à préparer, car il faut pulvériser la stéarine ou chauffer un peu le mélange pour pouvoir imbiber la gaze.

Munnich, à qui nous empruntons ces renseignements, prétend que l'on obtient une gaze très-active avec la mixture suivante : 400 grammes de colophane finement pulvérisée et 60 grammes de stéarine sont dissous dans un litre et demi d'alcool. A ce mélange on ajoute 100 grammes d'acide phénique et 80 grammes de glycérine. Le tout sert à imbiber 1 kilogr. de gaze. Pour assurer encore mieux l'antisepsie, l'auteur propose d'ajouter 100 grammes d'acide borique.

Afin d'obtenir un pansement moins coûteux, Bruns et Dotter conseillent l'emploi d'une tarlatane dont un kilogramme fournirait 37 mètres. Cette gaze, d'après Munnich, a plusieurs inconvénients : elle est moins épaisse, se laisse moins imprégner, absorbe moins d'antiseptique qu'une bonne tarlatane. On croit faire une économie parce que l'on a plus de mètres de gaze par kilogramme, mais pour maintenir l'antisepsie avec cette substance, il faut non pas 8 couches comme dans le Lister ordinaire, mais bien 11 ou 12.

Une bonne gaze ne doit pas donner plus de 27 à 28 mètres par kilogramme. Elle maintient plus sûrement l'antisepsie, son prix est toutefois plus élevé. Un mètre carré de mauvaise gaze reviendrait, d'après Dotter, après imprégnation, à 18 centimes environ. Un mètre carré de bonne tarlatane phéniquée revient, d'après Munnich, à 50 centimes.

Bruns prétend que sa gaze peut servir plusieurs fois. Il suffit de la faire bouillir avec de l'eau, de la laver et de l'imprégner à nouveau pour avoir une gaze parfaitement antiseptique. Nous croyons qu'il serait dangereux en campagne d'utiliser, une seconde ou une troisième fois, de la tarlatane qui aurait déjà servi.

XVII.

De tous les pansements que nous venons de passer en revue, la jute de Munnich et la gaze de Bruns sont les seuls qui méritent quelque attention, quoique la question de leur emploi sur le champ de bataille, sur les places de secours ou de pansement, soit loin d'être résolue.

Ces deux substances renferment le même antiseptique fixé

de la même manière ; elles conservent assez bien leur principe actif. Nous résumons dans le tableau suivant leurs principales propriétés :

Jute de Munnich.	*Gaze de Bruns.*
Prix peu élevé.	Pansement plus cher.
Préparation un peu longue, 12-24 heures ; peut être conservée longtemps sans perdre beaucoup de phénol.	Préparation rapide, $^1/_2$ heure environ ; ne peut être conservée très-longtemps ; perd beaucoup d'acide phénique.
Est assez lourde et occupe beaucoup de place (il en faut 200 grammes pour un pansement de moignon d'amputation de cuisse).	Est plus légère, occupe peu de place (il en faut 2 mètres carrés, c'est-à-dire 82 grammes pour un moignon de cuisse).
Ne peut être employée immédiatement ; s'applique difficilement sur certaines régions (abdomen, thorax).	Peut être employée immédiatement ; s'applique plus facilement à toutes les régions.
Est jetée après avoir servi une fois.	Peut être utilisée plusieurs fois.

D'après Bruns (discours prononcé dans la deuxième session du huitième congrès de la Société allemande de chirurgie, 17 avril 1879), 1° la gaze que l'on prépare soi-même assure l'antisepsie aussi bien que le pansement de Lister ; 2° la technique du pansement est la même que celle de Lister ; 3° la gaze est plus douce et plus souple que celle du Lister ; elle ne produit ni exanthème paraffiné ni urticaire phéniquée (Messerer).

En comparant le prix de différents pansements pour un moignon d'amputation de cuisse, Thiersch est arrivé aux résultats suivants :

Si l'on n'emploie ni protective, ni drains, ni makintosh :

	PRIX de fabrique.	PRÉPARÉE avec les mixtures.
La gaze antiseptique coûte	1^{f}09	0^{f}60 à 0^{f}75
La ouate salicylée.	0 975	»
La jute salicylée.	0 90	0 485
La jute phéniquée simple.	0 75	0 30 à 0 35
La jute phéniquée humide.	} 0 125 d'après Kœhler. } 0 20 — Munnich.	

Un pansement complet avec makintosh, protective, drains, coûterait :

Lister ordinaire.	2^{f}95
Ouate salicylée.	1 90
Jute salicylée.	1 15
Jute de Munnich, de.	0 40 à 0^{f}45

Pour une amputation de cuisse, il faut, d'après Munnich : 2 mètres de gaze antiseptique, ou bien 90 grammes de ouate

salicylée (ouate à 10 p. 100, 20 grammes ; à 4 p. 100, 70 grammes), ou bien 140 grammes de jute salicylée (50 grammes à
10 p. 100, et 90 grammes à 4 p. 100), ou bien 200 grammes de
jute phéniquée sèche, ou enfin 140 grammes de jute phéniquée
sèche transformée en jute humide [1].

XVIII.

PAQUET DU SOLDAT.

Comme entrée en matière, nous ne pouvons mieux faire que
de laisser la parole à Esmarch.

a. Le pansement antiseptique exact et rigoureux n'est pas
applicable sur le champ de bataille; mais le chirurgien devra,
dans les limites du possible, se conformer aux règles de l'antisepsie et avant tout ne pas nuire au blessé.

b. Puisque l'expérience a démontré que des blessures même
très-graves guérissent d'une façon aseptique sous un pansement
occlusif, c'est-à-dire qu'elles peuvent évoluer sans inflammation
ni suppuration pourvu qu'elles ne soient pas infectées ultérieurement, il faut : 1° sur le champ de bataille s'abstenir de toute
exploration avec les doigts ou les instruments ; 2° appliquer un
premier pansement immédiat protecteur dont les éléments ne
renferment pas, comme la charpie, par exemple, de principes
nocifs et soient antiseptiques.

---

1. Pour ceux qui voudraient calculer le prix d'un pansement antiseptique, nous ajoutons ici à ceux que nous avons déja donnés, es renseignements suivants

	le kil.		le kil.
Acide phénique	{ 3f50c / 5 »	Coton cardé	4f50c
— salicylique	{ 20 » / 24 »	Charpie	4 80
		Bandes roulées	» 70
		Petit linge	4 75
Camphre	3 20	Ouate-charpie hygroscopique	5 60
Tannin	10 »	— phéniquée	8 »
Chlorure de zinc desséché	6 »	— au perchlorure de fer	8 »
— d'antimoine cristallisé	7 50	— à l'acide salicylique	11 20
Sulfate de cuivre	1 »	Jute-charpie cardée et blanchie	2 60
— de zinc	» 60	— à l'acide salicylique	8 »
— de fer	» 20	Gaze antiseptique	10 »
Alun ordinaire	» 50	Protective, 1 metre carré	5 »
— calciné	1 30	Makintosh, 1 metre carre	4 50
Chloral	15 »	Catgut (flacon à 12 écheveaux de 12m,50)	6 »
Goudron	» 50	Drains d'os décalcinés de Neuber, le fla-	
Perchlorure de fer	2 »	con de 8 pieces	8 »
Alcool à 90 degrés	4 »	Charpie de chanvre goudronné (oakum),	
Benzine	1 40	boîte en fer-blanc de 450 grammes	3 75
Essence de térébenthine	1 »		
Huile de ricin	1 50		
Stéarine	2 80		
Glycérine	2 50		
Éther	4 »		
Amadou	6 »		

Nota. — Le prix des pansements peut être notablement diminue si on prend le materiel brut
pour faire soi-même les jutes, ouates, gaze ou
charpie antiseptiques.

c. La plupart des blessures étant produites par balles, sont petites, à un ou deux orifices, l'hémorrhagie est faible ou nulle; elles peuvent être conservées.

d. L'écoulement des liquides par la plaie est minime si la plaie reste aseptique.

e. Un grand nombre de blessures même très-graves ont une marche aseptique, lorsque sur les orifices il s'est formé une croûte aseptique.

C'est, on le voit, le principe de l'antisepsie immédiate qui inspire Esmarch. Pour son application, il faut de toute nécessité que le soldat soit muni d'un paquet de pansement qui assure au blessé lui-même, aux brancardiers, aux médecins, les matériaux nécessaires .pour le faire. L'idée des cartouches de pansement n'est pas nouvelle; des expériences ont même été faites par les Anglais en 1855 et en 1873; Gruby, pour ne citer que celui-là, avait, en 1870, distribué des paquets qui lui ont, dit-il, rendu de grands services. En Allemagne, de la théorie à la pratique le pas a été vite franchi, et la distribution des paquets est réglementée. Or, si on peut distribuer à chaque homme des cartouches de pansement non antiseptique, nous ne voyons pas pourquoi on ne donnerait pas aussi bien les matériaux d'un pansement antiseptique. Toute théorie mise à part, toute statistique écartée, n'y aurait-il pas avantage à substituer à la charpie que tout le monde condamne, qui coûte très-cher, etc., la jute, la ouate ou la gaze qui présentent d'incontestables avantages? Et pour peu que ces agents soient imprégnés de produits phéniqués ou autres, d'un prix en somme peu élevé, nous retournons aux idées des Listériens. Or, ceux-ci nous ont prouvé par leurs expériences et leurs essais que cette substitution était indispensable, et nous en arrivons à conclure que si les soldats doivent avoir un paquet de pansement, ce paquet ne peut être qu'antiseptique.

Les principales objections que soulève cette distribution de « paquets du soldat » sont les suivantes :

1° Il faudra faire des approvisionnements énormes, difficiles à conserver;

2° Ils coûteront très-cher, et c'est grever le budget d'une forte dépense;

3° On n'est pas d'accord sur le meilleur agent à employer; avant de décider les approvisionnements, il faut au moins savoir ce que l'on doit adopter;

4° Il y aurait impossibilité de faire accepter aux hommes de porter un pansement en prévision de blessures.

Il en est encore bien d'autres, dont les plus importantes visent l'impossibilité du pansement immédiat et l'inutilité de l'anti-sepsie d'emblée. Ici nous abordons les discussions théoriques et les conceptions particulières : aussi ne toucherons-nous pas à de semblables questions, nous contentant de renvoyer aux travaux de Reyher, de Bergmann et des chirurgiens de la guerre russo-turque.

Nous tâcherons plus loin de répondre aux deux premières objections que nous avons soulignées ; la troisième sera résolue, nous le pensons, au prochain congrès de Londres, et n'a pas, du reste, une importance capitale. Quant à la quatrième, elle nous semble assez platonique : les soldats n'ont généralement d'autre volonté que celle du commandement. Si on leur apprenait l'uti-lité, le mode d'emploi et l'importance de ce petit paquet, si on leur faisait comprendre que, grâce à lui, ils pourront conserver leur bras, leur jambe et même l'existence, il est probable qu'ils s'en débarrasseraient très-rarement. On craint de les effrayer, en leur faisant prévoir la possibilité d'un traumatisme. En cela, ils sont tous parfaitement au courant de la question et savent très-bien qu'ils sont exposés à « recevoir des coups ». Si on aborde ce genre d'idées, autant supprimer le médecin de régiment dont la présence permet les mêmes prévisions : or, tout le monde sait l'influence morale qu'il produit sur les hommes. Le soldat qui ne voit pas son chirurgien à côté de lui, marche au feu avec moins de confiance : il a besoin de croire que *les secours néces-saires* lui seront donnés immédiatement (Legouest).

Le point capital est que les hommes ne soient pas gênés par le paquet de pansement. Qu'on le place de plus en un point tel que l'homme ne puisse le perdre ou le jeter facilement, et les soldats l'accepteront très-volontiers, surtout s'ils en reçoivent l'ordre. L'expérience, d'ailleurs, en est faite.

En 1870-1871 plusieurs médecins français avaient isolément distribué à leurs hommes des paquets de pansements ; les sol-dats les ont conservés, et cette mesure n'avait rien de réglemen-taire.

Pendant la guerre des Ashantis en 1873-1874, les soldats de l'armée anglaise portaient réglementairement dans une poche, sur le côté gauche de la poitrine, un *soldier's first dressing* ainsi composé : un paquet de lint, contenant un onguent simple, enfermé dans du papier ciré ; un bandage triangulaire ; deux épingles de sûreté et un petit paquet d'épingles ordinaires. Le tout, enveloppé de papier ciré, formait un paquet plat de 4 pouces de long, 3 p. $^1/_2$ de large et 1 d'épaisseur. Déjà en Crimée le ministère de la guerre anglais, par une circulaire du 27 mai 1855, avait ordonné la distribution à chaque soldat d'un *first field dressing* qui devait être porté dans le sac. Et les soldats s'en s'ont servis !

D'après le paragraphe 25 du chapitre 7 de l'ordonnance du 10 janvier 1878 sur le service de santé en campagne, chaque soldat de l'armée allemande doit avoir : 1° un morceau de vieux linge ; 2° un bandage triangulaire ; 3° 15 grammes de charpie. Enveloppé dans un papier huilé, le tout forme un paquet de dimension réglementaire disposé dans un endroit qui varie avec le corps de troupe : les fantassins le portent dans la poche gauche du pantalon ; les hussards et les uhlans dans une poche de devant du dolman ; les autres cavaliers dans la poche de derrière de la tunique. Ici nous sommes en plein règlement.

Ce dernier paquet est défectueux à plus d'un titre, et incomplet : il n'a aucune propriété antiseptique. Tel qu'il est cependant, il prouve qu'on peut faire adopter par la troupe un matériel de premier secours. Esmarch a fait immédiatement remarquer qu'il suffirait de remplacer la compresse et la charpie par de la gaze phéniquée et de la jute salicylée pour obtenir un paquet aussi léger, aussi peu encombrant, moins coûteux même, et répondant aux exigences de la méthode antiseptique en tant qu'antisepsie de champ de bataille. Nous reviendrons sur le paquet d'Esmarch.

XIX.

Les conditions que doit présenter le paquet du soldat sont les suivantes : 1° il faut qu'il soit aussi petit et aussi transportable que possible ; 2° capable de résister à un transport prolongé ; 3° qu'il contienne assez de matériel pour protéger et recouvrir complétement la blessure ; 4° il doit être antiseptique et se conserver aussi longtemps que possible dans une enveloppe qui le mette à l'abri de l'humidité et des autres influences ; 5° il doit être d'un prix peu élevé ; 6° enfin, facile à préparer.

Voyons comment les divers auteurs ont essayé de répondre à ces desiderata.

Cartouche de Gruby. — Ce modèle n'a rien d'antiseptique ; mais il suffirait de le modifier très-peu pour lui donner ces propriétés ; c'est pour cela que nous le citons.

Chaque cartouche, d'une longueur de 10 centim. et d'un diamètre de 5 centim., se compose, tout simplement, d'un petit sac en cuir renfermant un petit flacon d'huile d'olive entouré de ouate, et de papier gommé ; le tout maintenu par une bande de toile de 3 centim. de large et de $2^m,20$ de long attachée avec quelques épingles. Enduire la plaie avec l'huile, la couvrir avec un peu de ouate, appliquer dessus du papier gommé mouillé avec la salive ; maintenir le tout avec la bande légèrement serrée (Exposition de 1878). D'après l'auteur, cette cartouche aurait rendu de très-grands services aux combattants de 1870 auxquels elle avait été distribuée.

Il suffirait de remplacer l'huile d'olive par de l'huile phéniquée pour avoir un matériel dit antiseptique : mais que de complications dans cette cartouche ! Un petit sac en cuir, inutile pour le pansement et d'un certain prix ; un petit flacon sujet à se briser s'il est en verre, à se déformer s'il est en métal ; du papier gommé peu résistant et qui doit être mouillé par la salive (!) pour être appliqué. Impraticable, comme matériel réglementaire.

A l'Exposition de 1878 figurait encore, dans la section française, une cartouche de premier pansement de M. Sadon, et dans la section russe, une cartouche de M. Solomka. Toutes deux visent l'antisepsie.

Cartouches Sadon. — Chaque cartouche, longue de 9 centim. et d'un diamètre de 3 centim., est composée de la façon suivante. Dans un rouleau de papier se trouve une bande de toile de 2 mètres de long environ et de 6 centim. de large. Cette bande porte vers une de ses extrémités un plumasseau de charpie faisant corps avec la bande et tissé avec elle. Les brins de charpie-Sadon ont la longueur et les caractères de notre charpie ordinaire. Au plumasseau de charpie fait suite un linge fenêtré. A côté de cette bande, un petit paquet renfermant une compresse hémostatique préparée avec la solution normale de perchlorure de fer et enveloppée dans de la baudruche en gutta-percha. Le tout est roulé et maintenu par une épingle.

La critique aurait beau jeu avec ce plumasseau de charpie qui, outre les inconvénients de son espèce, a encore celui d'être une préparation spéciale, partant coûteuse : nous ne nous y arrêterons pas. Quant au perchlorure de fer, il rend ce paquet hémostatique, mais non antiseptique, attendu qu'il condamne la plaie à la suppuration. Toute blessure pansée au perchlorure de fer suppure fatalement. Nous ajouterons que s'il y a hémorrhagie abondante, la compresse est insuffisante ; si l'hémorrhagie est faible, elle est inutile ; par conséquent dans tous les cas on n'en a que faire. La cartouche Sadon ne présente aucune qualité qui mérite de la faire adopter.

Cartouches Solomka. — Chaque cartouche forme un paquet de 13 centim. de long et de 3 centim. de large. Elle se compose d'une toile cirée entourée d'un caoutchouc, renfermant : une petite serviette triangulaire en coton, une bande de toile avec des épingles, de la ouate jaunie par du perchlorure de fer et enveloppée dans une gaze en coton entourée de papier ciré. Dans un autre papier, également ciré, se trouve une autre gaze en coton qui enveloppe de la ouate phéniquée incolore. La cartouche contient de plus le mode d'emploi : « On met d'abord sur la blessure le coussinet de ouate arrêtant le sang (jaune) ; au-dessus le coussinet de ouate phéniquée (blanc), et on les attache avec le fichu ou le bandage, selon la facilité ou la commodité. Si la blessure est double, on met un coussinet de chaque côté. »

Encore le perchlorure de fer ! En le supprimant, on rend la composition du paquet plus simple, la préparation plus facile et plus rapide : l'application sur la blessure serait plus commode et n'exigerait pas ce triage du coussinet blanc et du coussinet jaune d'ailleurs inutile. La ouate phéniquée seule remplirait parfaitement les indications de la chirurgie du champ de bataille. Ce paquet se rapproche très-sensiblement de celui d'Esmarch que nous allons décrire.

Paquet d'Esmarch. — Il se compose de : 1° un linge triangulaire en tissu de coton bon marché dont la base aurait en moyenne 1^m,30 (le linge réglementaire de 1 mètre de base est trop court), et une épingle de sûreté (épingle anglaise) ; 2° une forte bande en gaze de 2 mètres de long et de 11 centim. de large, plus une autre épingle de sûreté ; 3° deux petits paquets de jute salicylée antiseptique renfermés dans de la gaze salicylée. Cette jute pourrait être remplacée par de la ouate salicylée, par la ouate au chlorure de zinc de Bardeleben, par la ouate à l'acide borique de Küster.

Le tout, enveloppé dans un fort papier-parchemin, formerait un parallélogramme de 12 centim. de long, 9 centim. de large et 2 centim. d'épaisseur.

Esmarch dit ensuite : 1° un paquet salicylé conserve plus longtemps ses propriétés antiseptiques qu'un paquet semblable phéniqué ; 2° la ouate ou la jute enveloppées dans du papier verni et entourées de papier-parchemin sont suffisamment à l'abri des agents extérieurs (poussière, humidité).

Les paquets de jute placés sur la plaie, on les maintiendra en place en enroulant autour du membre la bande de gaze mouillée avec une cuillerée d'eau, de vin ou d'eau-de-vie, et le tout sera fixé avec l'épingle. Entre la ouate ou la jute et la bande, il faut mettre une feuille de papier-parchemin ou de papier verni, afin de les protéger contre l'action de l'humidité. Le linge triangulaire peut servir à fixer le pansement, mais il vaut mieux le réserver à l'immobilisation du membre blessé. L'auteur termine en disant: Si chaque blessé possédait un semblable paquet, les provisions du personnel sanitaire seraient moins vite épuisées sur le champ de bataille : on pourrait même se servir des pansements des hommes tués.

A ce modèle, nous trouvons peu d'objections à faire : il représente le type réglementaire allemand modifié pour le plier aux nécessités de l'antisepsie. Il ne doit pas être d'un prix trop élevé, du moins nous le jugeons ainsi, car nous ne trouvons pas d'indications spéciales à ce sujet : mais d'après ce que nous connaissons du prix des objets qui le composent, il doit coûter de 40 à 50 centimes. Le seul reproche que nous lui ferions, serait l'emploi de l'acide salicylique, qui a le défaut de cristalliser, et peut, par conséquent, au moment du besoin, se détacher de la jute qui le contient : d'autre part, si on prépare en masse la jute, il peut se produire ce fait bien connu, que certaines couches seront trop riches en acide, tandis que d'autres n'en contiendront que très-peu. Enfin, l'acide salicylique est d'un prix notablement plus élevé que l'acide phénique. Mais en revanche, l'acide phénique s'évapore trop facilement, beaucoup plus vite que l'acide salicylique, si bien que le premier donnerait un paquet presque inutile au bout de 15 jours (Esmarch). C'est là le motif qui fait préconiser par l'auteur les antiseptiques fixes, tels que le chlorure de zinc de Bardeleben, l'acide borique de Fischer, ou l'acide qu'il emploie.

Paquet de Melladew. — 2 tampons de ouate phéniquée du poids de $1^{gr},50$, un pour chaque orifice des blessures, sont enfermés dans une pièce de gaze phéniquée de 30 centim. de long sur 10 centim. de large et enveloppés dans une pièce de gutta-percha ou de papier parcheminé, puis plongés, pour rendre l'occlusion plus parfaite, dans une solution de gutta-percha. On enroule ces tampons dans un bandage triangulaire, puis dans une enveloppe de caoutchouc vulcanisé ; le tout est recouvert d'une solution de gutta-percha. Le paquet a 125 millim. de long, 75 millim. de large, et 12 millim. d'épaisseur : le poids est de 55 à 60 grammes ; le prix en gros est de 35 à 40 centimes. La protection des pièces antiseptiques semble aussi parfaite que possible.

Bien qu'en dise Esmarch de la volatilité de l'acide phénique, il nous semble difficile que cette quadruple barrière de caoutchouc, de papier, de gutta-percha ne l'atténue pas : mais nous ferons une observation qui nous semble majeure. Le poids de 55 à 60 grammes est énorme : jamais un paquet ne devrait dépasser 30 grammes. Avec ce poids élevé, il est difficile de trouver un endroit où il ne gêne pas l'homme, et nul doute alors que celui-ci ne s'en débarrasse rapidement. Du reste, Melladew est occupé à modifier ce modèle, et nous savons qu'il doit faire part au congrès de Londres du résultat de ses recherches. Cette question de poids mise à part, le modèle nous semble convenable, et représente un des types à étudier.

Paquet de Neuber. — L'auteur propose deux tampons de jute phéniquée, enfermés dans de la gaze et dans une feuille de papier huilé. Par-dessus une bande de caoutchouc large de 4 à 5 centimètres et d'une longueur suffisante pour entourer le corps. On applique un tampon sur la plaie, et on le fixe avec le bandage de gaze humide, on surajoute le second tampon, que l'on recouvre du papier parcheminé, et le tout est maintenu par la bande de caoutchouc. Très-bon marché, dit l'auteur, il peut se préparer à l'avance.

Il nous semble dangereux de mettre entre les mains d'un blessé une bande de caoutchouc : n'est-il pas exposé à serrer beaucoup trop fort et à produire des accidents de constriction? Secondement, et nous visons ici tous les paquets qui contiennent du caoutchouc, une chaleur un peu forte suffit à l'altérer, il colle en un mot : les pièces finiront par adhérer les unes aux autres. S'il sèche, il devient cassant, et dès lors la bande ne donne plus aucun effet utile. Nous aimerions beaucoup mieux un bandage triangulaire que cette bande de caoutchouc. D'autre part, Neuber s'occupe du pansement de l'ambulance plutôt que du pansement sur le champ de bataille, car il parle du drainage avec des tubes en os décalcifiés, qui permettent de laisser l'appareil en place de 10 à 40 jours. Or le drainage ne peut se faire au milieu d'une action. Tel qu'il est cependant, ce paquet a des qualités de bon marché et de facile préparation qui doivent le faire prendre en considération.

Paquet de Munnich. — Ce paquet se composerait de deux tampons de jute-charpie ou de ouate au chlorure de zinc, enfermés dans du papier parcheminé, roulés dans un bandage triangulaire et recouverts d'un nouveau papier parcheminé. La préparation est facile, bon marché, et le paquet ne perd pas trop de ses propriétés antiseptiques par une dessiccation rapide.

N'étant pas volatil, s'altérant difficilement, le chlorure de zinc permettrait de préparer à l'avance les paquets : de plus, il reste réparti régulièrement dans le pansement à cause de son pouvoir hygroscopique qui l'empêche de devenir pulvérulent. Mais il a deux désavantages : 1° il ne constitue pas une atmosphère anti-

septique à la plaie et n'agit que localement; 2° la solution à
10 p. 100 est un peu trop caustique et irriterait les plaies.

Paquet de Bardeleben. — Même préparation, même disposition que celui de
Munnich : c'est encore la jute ou la ouate au chlorure de zinc. D'ailleurs, Bardeleben insiste peu sur le paquet du soldat ; il s'est surtout occupé de l'approvisionnement des ambulances.

Paquet de Laüé. — Il conseille des paquets de jute phéniquée du poids
d'au moins 25 grammes : or, ces 25 grammes constitueraient deux paquets de
10 centimètres, et de plus de 2 centimètres d'épaisseur ; pour les maintenir,
il faut encore une bande et un bandage triangulaire. Deux paquets pour un
soldat qui en accepterait difficilement un, c'est rendre la chose impossible!

Paquet de Nussbaum. — D'après cet auteur, qui se borne à émettre un avis
sans définir de type, chaque homme devrait avoir un tampon de ouate salicylée enfermée dans de la gaze salicylée et un bandage triangulaire. Cela ressemble tellement, on le voit, au modèle d'Esmarch, que nous ne nous y arrêterons pas.

Pansement de Neudörfer. — Nous disons pansement et non paquet, parce
que Neudörfer ne donne pas de modèle, et se contente d'indiquer la marche à
suivre sur le champ de bataille. Il serait d'ailleurs facile avec les indications
que donne l'auteur d'en composer un.

Voici ce qu'il dit : « Une couche d'acide salicylique en poudre appliquée sur
la plaie est retenue par 8 à 10 couches de ouate ou de gaze de Bruns, et le
tout est assujetti par un bandage triangulaire. Ce pansement peut être appliqué sur le champ de bataille ; il est très-simple et demande peu de temps. »

Et Neudörfer, qui a des idées spéciales sur l'action des antiseptiques, dit que cela ne détruit pas les bactéries, mais assure
une extrême propreté à la plaie.

Avec ce pansement nous entrons dans la série des poudres.
Nous n'avons eu jusqu'ici que des modèles dans lesquels les
divers agents étaient fixés ou maintenus dans de la ouate, de la
jute ou de la gaze, et tous, en raison des besoins de la guerre,
s'appliquant à l'état sec. Nous allons voir maintenant adopter
des antiseptiques sous forme pulvérulente avec lesquels on
saupoudre les plaies ; les modèles d'ailleurs sont peu nombreux.

Paquet de Bruns. — Il comprend un papier goudronné, contenant du carbonate de chaux imprégné de sa mixture qui assure une richesse en acide
phénique de 2 p. 100 : ce petit paquet est enfermé dans 15 grammes de jute
et une bande de gaze, et le tout est roulé dans un papier ciré ou paraffiné.

Si, adoptant les idées de quelques auteurs, on n'enferme pas
la poudre dans le paquet, on a, d'une part, le paquet même
préparé longtemps à l'avance ; puis, au moment du départ,

on donne à chaque homme une petite boîte renfermant la poudre composée de Bruns, l'acide salicylique ou la poudre de Port.

Cette disposition répond à une idée, celle de préparer à l'avance le gros matériel et de lui assurer toute sa valeur par une préparation fraîche ajoutée en dernier lieu. Malheureusement elle n'est pas pratique, et nous n'insistons pas sur ce que le soldat fera de cette petite boîte pour peu qu'elle soit séparée du corps du paquet : elle est fatalement condamnée à être perdue ou vidée, et dès lors le paquet du soldat n'a plus de raison d'être, puisqu'il est privé de l'agent actif. En admettant même que la boîte soit conservée, la poudre intacte, nous avons encore d'autres reproches à faire qui trouveront leur place avec la description du modèle suivant. Tout au plus pourrait-on admettre cette disposition pour l'approvisionnement des brancardiers, et encore !

Paquet de Port. — Ce paquet, de 125 sur 75 millimètres, est oblong comme une enveloppe bien soufflée. Il contient soit deux petits papiers enfermant une certaine quantité d'acide salicylique en poudre ou de phénate de chaux et roulés dans de la ouate salicylée, ou deux bourres faites d'un morceau de papier-filtre, recouvertes de gaze, trempées dans une solution phéniquée et desséchées. Une bande de gaze entoure les deux tampons ; elle est recouverte elle-même d'une feuille de parchemin et d'une lame d'étain : le métal est coupé en une bandelette longue, repliée en travers, de façon à ce que les extrémités s'imbriquent et forment une boîte. Enfin, le tout est roulé dans un papier trempé dans une solution alcoolique de bitume, qui, par évaporation, forme un enduit imperméable. Les deux petits paquets sont destinés aux orifices d'entrée et de sortie, la ouate a pour but de maintenir la poudre, le parchemin, divisé en deux, recouvre les tampons, et la bande soutient le tout. La lame d'étain pourrait au besoin être utilisée comme attelle.

L'acide salicylique étant peu volatil, le paquet peut être préparé à l'avance et, d'après l'auteur, il coûterait bon marché. Nous lui ferons les reproches suivants : comme toutes les poudres, l'acide salicylique et le phénate de chaux peuvent être perdus au moment du pansement, soit que les doigts tremblants du blessé les laissent tomber, soit que le vent les enlève ; comme toutes les poudres, rien ne prouve qu'ils seront répartis uniformément et ne se tasseront pas dans un coin de la blessure, et si l'infirmier ou le blessé veulent les répandre et les égaliser avec le doigt ou un instrument, la plaie sera contaminée. Quant aux autres défauts communs aux poudres, nous renvoyons à ce qui a déjà été dit. Ce paquet possède en outre une armature métallique : qu'une balle vienne frapper en ce point, et ce sera un corps étranger de plus dans la blessure ; les bords nets, durs et tranchants peuvent blesser l'homme pour peu que les buffleteries appuient dessus ; le poids enfin est très-sensible.

Paquet de Luhe. — Combinaison du tampon d'Esmarch et de la poudre de Port qu'il y ajoute.

Paquet proposé. — Il nous semble étrange que personne n'ait encore songé à utiliser l'amadou. Cette substance est douce au toucher, souple et élastique, se comprime bien, absorbe facilement les liquides : son feutrage lui assure des qualités supérieures. Les solutions salicylées formeraient avec l'amadou de bons pansements secs, car la répartition de l'agent serait régulière. Son application ne nécessiterait aucune manipulation capable de détacher les cristaux d'acide. Enfin son extrême légèreté est encore une condition importante. Si donc nous avions une proposition à émettre, voici le paquet que nous proposerions :

1° Un rouleau de 5 grammes d'amadou salicylé enfermé dans du papier parcheminé ou goudronné.

2° Une bande de gaze de $2^m,50$ et deux épingles anglaises.

Le tout enfermé dans un papier-parchemin et trempé dans une solution alcoolique de bitume.

Ce paquet serait disposé de façon à avoir 10 centim. de long, 8 centim. de large, 2 centim. d'épaisseur, et à ne pas peser plus de 25 grammes. Le prix n'en serait pas élevé : Amadou, 3 cent.; acide salicylique, 10 cent.; bande, 15 cent.; papier, épingle, bitume, 5 cent.; soit 33 cent. au plus.

L'acide salicylique étant peu volatil, ce paquet pourrait se préparer à l'avance.

Quant au bandage triangulaire, nous serions d'avis de le supprimer, l'homme ayant dans son équipement de quoi le remplacer.

XX.

Nous avons exposé les différents modèles de paquets proposés ; or, si nous les réunissons nous voyons que les éléments constitutifs varient dans des limites très-restreintes.

Sadon. — Charpie et perchlorure de fer.

Solomka. — Ouate au perchlorure de fer et ouate phéniquée.

Esmarch. — Jute et gaze salicylées.

Melladew. — Ouate et gaze phéniquées.

Neuber. — Jute phéniquée.

Munnich. — Jute-charpie ou ouate au chlorure de zinc.

Bardeleben. — Idem.

Laüé. — Jute phéniquée.

Nussbaum. — Ouate salicylée.

Neudörfer. — Acide salicylique en poudre.

Bruns. — Carbonate de chaux phéniqué et jute.

Port { Acide salicylique en poudre.
Phénate de chaux.
Tampons phéniqués.

Luhe. — Phénate de chaux et jute salicylée.

Tous ont leurs défenseurs convaincus et leurs chauds partisans : nous n'avons pas la prétention de juger le litige. A propos de chacun d'eux, nous avons fait ressortir les avantages et signalé les inconvénients qui nous frappaient le plus. Il nous semble pourtant que les antiseptiques non volatils doivent primer en la question, sous peine de ne donner que des paquets de peu de durée, et à ce point de vue, l'acide salicylique et le chlorure semblent tout indiqués : le premier est peut-être trop cher pour le service des armées, le second un peu trop localisé dans son action. Si nous nous rabattons sur les poudres : même débat. Elles sont volatiles ou non ; dans le premier cas, elles sont difficiles à conserver et dans le second d'une application bien délicate. Il ne nous reste plus alors que l'acide phénique, et encore est-il volatil. Heureusement les tables de Munnich nous démontrent que, bien enfermées dans des papiers-parchemins, les préparations à l'acide phénique peuvent être conservées pendant 6 mois, en ne perdant que des quantités relativement faibles de leur agent antiseptique.

Quoi qu'il en soit, nous laissons à plus compétents que nous, et surtout à l'expérimentation, le soin de trancher le débat. Revenons à d'autres points en suspens.

XXI.

Comment se ferait l'approvisionnement ? Préparer au dernier moment les matériaux nécessaires à nos grandes armées actuelles est certainement impossible : il faudra en temps de paix faire les approvisionnements, et les rassembler dans les hôpitaux où ils seront remplacés à mesure qu'ils se détérioreront (Melladew). Comme les principales pertes proviennent de la volatilité, on n'aurait qu'à les retremper dans une solution fraîche. Tous les paquets à antiseptique fixe rentreraient dans la première catégorie, les volatils dans la seconde. Pour d'autres, Munnich et Bruns par exemple, les tampons seraient préparés à l'avance, prêts à être imprégnés, et pendant les premiers jours de la mobilisation, disposés et distribués. D'autres enfin veulent que tout le matériel soit préparé pendant les premiers jours de marche.

Comme on ne peut laisser séjourner le matériel dans les magasins sous peine de détérioration continue, il faudra l'utiliser pour les besoins des services régimentaires et hospitaliers, et le remplacer au fur et à mesure de son emploi. Du reste, ajoutent les partisans des approvisionnements préparés à l'avance, s'il y a des pertes d'agent antiseptique volatil, elles formeront une atmosphère spéciale à l'hôpital, et de plus, lorsque de grandes masses de paquets portatifs seront accumulées, elles se mettront en équilibre de saturation avec la pièce qui les contient, si bien qu'elles ne lui céderont bientôt plus rien. Nous préférons cette dernière raison. Quant à la préparation du matériel au dernier moment, il est difficile de la concevoir avec les mouvements de troupes que nécessite une mobilisation rapide.

Qui préparera ces paquets? Les infirmiers militaires, répondent tous les étrangers, et nul ne pense à s'adresser à l'industrie privée : ils se font un point d'honneur de diriger la confection du matériel et de le confier à leurs hommes. Tout pansement qui ne peut être fait par les infirmiers est impraticable, et doit être rejeté.

La dépense et les questions budgétaires forment le principal obstacle. La moyenne des paquets revient au plus à 40 centimes ; et l'approvisionnement d'une armée coûtant une première fois 2 millions, je suppose, ne demanderait plus qu'une centaine de mille francs pour être entretenu dans des conditions satisfaisantes. Cette somme est-elle si considérable qu'elle doive épouvanter, du moment qu'il ne s'agit plus d'engins de destruction? Ce qu'il y a de certain, c'est que l'adoption du principe nécessiterait une réforme absolue du système des ambulances, des voitures et caissons de chirurgie et de pharmacie, une modification complète dans l'organisation du service médical, et c'est là la pierre d'achoppement contre laquelle doit se butter la nouvelle méthode. Derrière le pansement porté par le soldat, il y a le pansement de l'ambulance, plus loin encore, celui de l'hôpital de campagne. Si on veut adapter l'antisepsie à tous ces échelons de la chirurgie d'armée, on voit la longue série de modifications qu'il faut faire subir aux dispositions actuelles. Disons cependant, que le jour où l'utilité en sera patente, on n'hésitera pas pour une misérable question pécuniaire à sauver des milliers de blessés; et l'antisepsie prendra la place qu'elle mérite, quitte à chasser tout ce qui la gênera.

XXII.

Tandis que nous parlions de la difficulté avec laquelle les soldats adopteraient le paquet en prévision de blessures, nous avons rapidement indiqué les principaux moyens à atteindre pour le faire accepter. Complétons ces renseignements en disant comment l'homme le portera. Esmarch nous dit : Le paquet doit être placé de façon à ne pas gêner le soldat soit qu'il marche, soit qu'il se couche : il faut, de plus, qu'il ne soit pas trop aisément à portée de la main, sans quoi l'homme s'en débarrasse pour le remplacer par un objet plus à son gré. Ajoutons qu'il ne doit pas être exposé à une imprégnation trop facile par la sueur.

Le règlement militaire allemand dit que le soldat doit porter le paquet dans la poche gauche du pantalon (fantassins), dans la poche de la tunique ou du dolman (cavaliers). Nous ne savons si les soldats prussiens le conservent; mais nos soldats auraient tôt fait de le remplacer par du tabac ou des vivres. Le placer dans une poche, c'est le condamner à être perdu; il y rencontre en outre, trop de causes d'altération et en somme il est gênant. Quelle que soit la poche où on le place d'ailleurs, le résultat sera le même. Les poches étant exclues, on a songé aux fontes des cavaliers et au sac des fantassins. Quand le cavalier blessé tombe ou descend de sa monture, le cheval continue à suivre l'escadron et le paquet part avec lui; pour le fantassin, comme on a très-souvent l'habitude de mettre les sacs à terre avant une action, il arrive qu'au moment opportun le blessé n'a plus à portée le paquet qu'il portait depuis très-longtemps pour parer aux premiers besoins. Dans les deux cas, il fait défaut; aussi doit-on renoncer aux fontes et au sac.

On a pensé à une petite giberne spéciale? Le soldat a déjà bien assez des 2 cartouchières, du quart, du sabre, etc., qui encombrent sa ceinture sans encore aller y ajouter quoi que ce soit. Il est fâcheux pourtant qu'on ne puisse adopter cette place; c'est la seule peut-être qui réponde bien à tous les besoins. Le paquet ne gênerait ni la marche, ni le sommeil, ne serait pas exposé à la sueur : il serait seulement bien à portée de la main !

Esmarch conseille de le coudre dans la doublure de la tunique, en ce point de la paroi thoracique que les tailleurs ont coutume de rembourrer : un tampon unique étant trop gros pour ne pas faire une saillie disgracieuse, on pourrait le partager en deux, de façon à répartir le volume. C'est mieux comme application : l'homme n'est pas exposé à le perdre et n'est pas gêné ; mais la sueur l'imprégnera bien facilement, il se rompra, usé par les mouvements de flexion du corps. Et puis, à quel moment l'incorporera-t-on à la tunique ? Ne gênera-t-il pas quand les courroies du sac passeront par-dessus ? L'endroit n'est pas encore des mieux choisis.

Melladew n'est pas beaucoup plus heureux quand il propose de placer le paquet dans le creux sous-claviculaire gauche ; on pourrait à la rigueur diviser le paquet en deux autres plus petits et les répartir de chaque côté. Comme Esmarch, l'auteur veut les coudre dans la tunique. Mêmes objections : la sueur les altérera rapidement ; les mouvements forcés finiront par user les enveloppes du paquet. Melladew nous dit que le paquet est assez souple pour ne pas gêner quand les bretelles du sac appuient dessus : nous voulons bien le croire.

D'exclusions en exclusions nous finissons par ne plus trouver un point où placer le paquet : à moins qu'on ne lui crée une poche spéciale, un gousset dans le pantalon ou les pans de la capote, nous ne voyons que la ceinture pour le porter. Nous avouons qu'il est difficile de trouver une solution satisfaisant tous les desiderata, et nous laissons encore la question en suspens.

Après avoir parlé du matériel du soldat, nous aurions à parler de celui des infirmiers et des médecins : à part Esmarch, Bruns et un ou deux autres auteurs, on s'accorde à donner des petits paquets de soldats en plus ou moins grand nombre avec lesquels les infirmiers font ou complètent un premier pansement. Esmarch donne des tampons en forme de boulettes, composés de jute salicylée enfermée dans de la gaze salicylée : Bruns voudrait faire porter par les infirmiers des boîtes métalliques contenant des poudres antiseptiques. D'autres enfin demandent que chaque matin le matériel des infirmiers soit renouvelé dans les hôpitaux divisionnaires ou trempé dans des solutions fraîches.

XXIII.

Telle est, dans son ensemble, la question du pansement à donner aux soldats pour assurer l'antisepsie immédiate : nous avons passé en revue les principaux modèles exposés, et avons essayé de répondre aux objections que soulevait cette application. Bien des points ont été laissés en suspens, ou n'ont reçu qu'une solution fort insuffisante : nous regrettons de n'avoir pu décider en la matière, mais nous avons été obligés de nous arrêter là où s'étaient arrêtés les auteurs qui se sont occupés de cette étude. Aller plus loin, c'était nous embarquer dans des conceptions purement imaginaires. Certainement bien des points seront résolus qui sont encore à peine à l'étude, et nous n'en voulons pour preuves que le progrès immense qu'a fait la question depuis 4 à 5 ans. En 1876, on se demandait encore si l'antisepsie était possible sur le champ de bataille ; actuellement, les étrangers considérant la question comme jugée, cherchent quel est le matériel le plus propre à en assurer l'application dans les meilleures conditions. Le jour où ces dernières obscurités seront éclaircies, si la méthode antiseptique doit être adoptée et suivie, nous serons obligés de nous y conformer, ne fût-ce que par amour-propre et pour assurer aux blessés ennemis, les secours que pourraient trouver les nôtres à l'étranger.

XXIV.

MATÉRIEL DES AMBULANCES.

Nous ne pouvons en dire que quelques mots et nous devons nous borner à citer successivement ce que recommandent les différents auteurs. Quant à discuter les moyens de transport, les dispositions à prendre pour assurer l'approvisionnement des ambulances, etc., ce serait entrer dans des discussions techniques que nous ne pouvons actuellement aborder. La valeur des différents pansements ne nous arrêtera pas davantage, et nous renverrons au chapitre III, où cette question a été largement traitée.

Port conseille des paquets de jute phéniquée de 1 livre $^3/_4$, dont une centaine pourraient être placés dans les voitures. La jute est trempée dans une solution de phénate de chaux et on ajoute un peu de glycérine pour en prévenir la rudesse et la sécheresse, et fixer le sel. On l'enferme par paquets dans des boîtes carrées faites de fil de fer recouvertes d'une solution alcoolique de goudron pour prévenir la rouille. Le fil est tressé en mailles larges d'un quart de pouce, suivant de longues pièces larges de 3 pouces : on en coupe la longueur nécessaire pour faire les boîtes et on les réunit par des fils de fer ou d'étain. Quand la boîte est pleine, on l'enferme dans un papier imbibé de la solution de goudron et rendu ainsi imperméable.

Le contenant et le contenu peuvent servir en chirurgie de guerre : le treillage peut faire des attelles.

La charpie au phénate de chaux aurait l'avantage de pouvoir être emportée humide et séchée à un moment propice.

Port recommande encore des boîtes en fer-blanc renfermant ses poudres antiseptiques qui serviraient de réserve pour le service des brancardiers et des ambulances volantes. Les voitures de pharmacie et de chirurgie en seraient largement approvisionnées.

Bruns place dans les voitures d'ambulance : 1° des boîtes renfermant sa poudre antiseptique pour le service des brancardiers ; 2° des paquets en papier-parchemin contenant sa gaze phéniquée toute préparée ; 3° des boîtes en fer-blanc pouvant contenir 800 ou 1,000 grammes de sa mixture (alcoolique ou non) ; 4° un certain nombre de pièces de gaze non préparée que l'on rendra antiseptique au moyen des poudres renfermées dans les boîtes ; 5° une certaine quantité d'alcool destiné à faire les préparations.

Laué voudrait que les voitures renfermassent des tampons antiseptiques à la jute phéniquée disposés dans des boîtes en fer-blanc. Il est grand partisan de la jute de Munnich.

Munnich conseille des paquets de sa jute préparée à l'avance en certaine quantité, empaquetée dans du papier-parchemin après une compression suffisante pour le réduire notablement ; plus une certaine quantité de jute non préparée avec approvisionnement antiseptique destiné à procurer à cette jute toutes les qualités requises.

Dotter recommande pour les ambulances la gaze de Bruns.

Bardeleben approvisionnerait les ambulances avec la jute au chlorure de zinc.

Neuber et *Unterberger* recommandent la jute phéniquée.

Neudœrfer est éclectique : il conseille la poudre d'acide salicylique, la gaze de Bruns. D'après lui, les pulvérisateurs n'ont que faire dans les voitures de chirurgie : c'est un peu l'opinion de tout le monde.

Graff et *Fleck* voudraient que les voitures fussent largement dotées de poudre de tannin ou de ouate tannique.

Thiersh demande pour les voitures d'ambulance le matériel nécessaire au pansement salicylé.

Melladew recommande la ouate phéniquée.

Esmarch placerait dans les voitures de la ouate ou de la jute salicylées ou au chlorure de zinc.

Fischer donne ses préférences à la ouate ou à la jute imprégnées d'acétate d'alumine.

Les matériaux de pansement qui réunissent le plus de suffrages sont la jute, la ouate et la gaze.

Ils sont tous présentés sous forme de pansements secs ; l'acide phénique, l'acide salicylique et le chlorure de zinc sont surtout recommandés. Disons cependant que si les pansements secs sont seuls possibles sur le champ de bataille, à l'ambulance et dans les hôpitaux, les pansements humides peuvent être utilisés ; et ils présentent des avantages assez grands pour que leur emploi soit indiqué. C'est dans ces conditions que le pansement phénique humide revendique sa haute supériorité et c'est encore lui qui en dernier ressort donne les résultats les plus avantageux.

Le règlement allemand du 3 octobre 1877 établit que la jute devra être employée dans les lazarets en remplacement de la charpie : cette dernière substance ne devra être utilisée dorénavant que dans les cas où l'on ne pourra pas se servir de jute.

Les voitures de chirurgie anglaises contiennent de la jute, de la charpie, des compresses, de l'acide phénique, etc. Les voitures sanitaires des compagnies de brancardiers contiennent 2 pulvérisateurs ; les voitures de l'hôpital de campagne 4 ; l'hôpital de réserve en a 24. Ce matériel disposé pour le spray est fort inutile et pourrait être remplacé avantageusement par l'une des préparations qu'adoptera le Congrès de Londres.

Quoi qu'il en soit, c'est un pas fait dans la voie de l'antisepsie, et qui nous montre la marche à suivre pour assurer à nos soldats les ressources nécessaires.

XXV.

Nous avons jusqu'ici toujours eu grand soin d'éviter les discussions théoriques qui se rattachent à l'étude de l'antisepsie en campagne. Quel que soit cependant notre parti pris, nous croyons, du moins pour justifier l'occlusion immédiate des plaies par des tampons antiseptiques, devoir donner à l'appui quelques-uns des résultats de l'expérience des chirurgiens d'armée qui ont appliqué l'antisepsie sur le champ de bataille.

Pour eux, les plaies ainsi traitées restent à peu près sèches.

La cicatrisation se fait sous l'eschare ; on ne constate presque jamais de phénomènes inflammatoires. La *suppuration, lorsqu'elle se produit, reste généralement limitée aux orifices.* Les parties mortifiées qui tapissent le trajet paraissent se résorber. Cette marche des plaies et surtout des fractures par coup de feu, observée cliniquement par les chirurgiens de la guerre russo-turque et confirmée par les nombreux écrits de professeurs éminents, tels que Pirogoff, Esmarch, etc., paraît s'accorder entièrement avec les recherches expérimentales entreprises dans ces dernières années par Neuber, Rosenberger et d'autres.

Lister avait constaté depuis longtemps que la présence de caillots sanguins n'entravait pas la réunion par première intention. De son côté Neuber a observé que les os même privés de leur substance calcaire étaient susceptibles de se résorber dans une plaie exsangue, ou de s'enkyster sans entraver la cicatrisation lorsque la plaie renferme des caillots sanguins. Rosenberger rechercha enfin ce que devenaient les tissus animaux introduits dans une plaie sur laquelle on applique ensuite le pansement de Lister. Il constata que la plaie se réunissait par première intention et qu'au bout d'un certain temps les tissus enclavés se résorbaient. Il y a donc analogie complète entre la marche de ces plaies artificielles dans lesquelles on introduit des tissus animaux et la marche des plaies par coup de feu, que ni l'eschare due à la contusion, ni la lésion osseuse n'empêchent de guérir comme les lésions les plus simples.

Il est curieux, dit Esmarck, de constater cette marche aseptique que n'entravent ni la présence d'esquilles, ni celle de corps étrangers, même des fragments d'habits, par exemple.

En remarquant la facilité avec laquelle les fractures guérissent sous l'eschare comme des fractures sous-cutanées, Bornhaupt, chirurgien russe, conclut que l'infection de la plaie n'est pas due à la présence des esquilles ou des corps étrangers que le projectile y entraîne, mais bien aux influences extérieures. D'où nécessité d'un pansement antiseptique immédiat.

Cette question de l'antisepsie immédiate conduit à l'organisation du service de santé en campagne et fait poser les problèmes suivants :

1° Rôle des médecins de régiment et des brancardiers (*Nothverbandplatz*). Doivent-ils appliquer un pansement provisoire antiseptique, immobiliser le membre, faire les opérations indispensables et évacuer sur les ambulances? Ou bien doivent-ils seulement immobiliser et évacuer?

2° Rôle des médecins des places de pansement et de leur personnel (*Verbandplatz*). Doivent-ils appliquer le premier pansement antiseptique, ou bien doivent-ils se borner à contrôler si l'immobilisation et le premier pansement faits par les brancardiers sont suffisants pour permettre l'évacuation sur l'ambulance, etc.?

3° Rôle des médecins d'ambulance (*Feldlazareth*). Laissons les opérations urgentes... Suffit-il d'empêcher le déplacement du premier pansement en le complétant et d'attendre les événements (augmentation de température, douleurs vives, etc.) ou faut-il défaire le premier pansement pour voir s'il n'y a pas quelque indication à remplir?

Toutes ces questions sont hérissées de difficultés et demandent un sérieux examen.

Certains auteurs simplifient beaucoup le débat. Ils admettent qu'une plaie reste aseptique pendant 6 à 12 heures et plus, selon la saison. Dans ce cas, il suffirait d'appliquer un tampon antiseptique et d'attendre. S'il ne se produit pas de phénomènes inflammatoires, on renouvelle le pansement une fois imbibé. Si, au contraire, on observe une augmentation anormale de température, des douleurs violentes, etc., ou bien si la blessure date de plus de 12 heures, on débride largement les orifices ; on s'assure de l'état de la lésion, on remplit les indications que fournit la plaie (extraction d'esquilles, de corps étrangers, etc.), puis on lave la plaie au moyen d'une solution soit phéniquée à 5 à 8 p. 100, soit de chlorure de zinc de 4 à 8 p. 100 jusqu'à ce qu'il ne s'écoule plus de sang. On diminue ensuite la surface cruentée au moyen de sutures, en ayant soin d'assurer l'écoulement des liquides par des drains que l'on place dans les angles de la plaie, et on applique un pansement antiseptique sec ou humide, rare ou quotidien. Le plus souvent on choisit le pansement sec (jute phéniquée) et on le renouvelle d'autant moins fréquemment que l'écoulement des liquides est moins abondant. Cette conduite a été adoptée par tous ceux qui ont appliqué l'antisepsie en campagne (Volkmann, Bergmann, Reyher, etc.): ces quelques pratiques isolées ne suffisent pas à fixer l'opinion.

Pour terminer, nous demandons à sortir un court instant de

notre cadre pour ne dire que quelques mots de l'antisepsie secondaire. L'antisepsie primitive, avons-nous vu, nécessite l'application d'un pansement antiseptique dès les premières heures qui suivent la blessure. Toutes les fois que la plaie sera
protégée dans les 5 à 12 premières heures (selon la saison :
moins longtemps en été, plus longtemps en hiver), elle sera sus-
ceptible de guérir sous l'eschare, c'est-à-dire sans suppuration,
et avec le minimum des phénomènes inflammatoires. Dans ces
conditions, le premier pansement pourra devenir pansement
définitif par la simple addition d'une bande en gaze phéniquée
destinée à consolider ce qui avait été appliqué sur le champ de
bataille. Les chirurgiens de la guerre russo-turque étaient tellement convaincus des bons résultats qu'ils étaient en droit d'attendre de l'antisepsie, qu'ils ne craignaient pas, même dans les
cas de fractures, de laisser en place le premier pansement, d'en-
velopper le membre dans un appareil plâtré fermé et d'évacuer
le blessé au loin. Toutefois, si le premier pansement datait de
plusieurs jours, ils le renouvelaient avant de mettre un appareil.

Malheureusement, toutes les plaies n'arrivaient pas à l'ambulance dans de si bonnes conditions. Très-souvent la blessure
datait de 4, 5 ou 6 jours, et n'avait pas encore été pansée. On se
trouvait alors dans le cas d'une blessure en pleine période inflam-
matoire, aussi devait-on intervenir d'une façon plus énergique
et plus rigoureuse.

Ici, nous rencontrons un certain désaccord entre les chirurgiens : les uns veulent appliquer le Lister dans toute sa rigueur ;
d'autres se contentent d'un pansement antiseptique plus simple.
Mais toujours, et pour tous, le pansement doit être précédé de
larges débridements mettant à découvert tous les cloaques qui
peuvent devenir des foyers d'infection. On lave ensuite toute la
surface mise à nue en ayant soin d'employer des solutions antiseptiques fortes (solutions acqueuses à 8 et 10 p. 100, solutions
alcooliques à 8 p. 100, etc.). Le chlorure de zinc, employé à
cette période, rend de très-bons services ; puis on procède aux
sutures lorsque la plaie ne saigne plus et on a soin de mettre
dans les angles de la plaie des tubes à drainage. Enfin, vient le
pansement proprement dit qui peut être sec ou humide, selon
les cas. Les plaies de ce genre donnent lieu à un écoulement
de liquides qui diminue de jour en jour ; il faut donc renouveler
souvent le pansement au début. A mesure que la plaie sécrète

moins, les pansements deviennent plus espacés. Au bout d'un certain temps, l'écoulement des liquides cesse, on peut alors retirer les drains et faire des pansements très-rares, ce qui ne dispense pas de toujours surveiller la marche de la blessure. S'il survient des complications inflammatoires, il ne faut pas craindre de faire de nouvelles ouvertures pour rechercher et éloigner la cause de ces accidents. Les chirurgiens de la guerre russo-turque ont donné le nom d'antisepsie secondaire à cette manière d'agir. Ils s'adressaient à des pansements différents, selon leurs préférences personnelles. Les résultats n'ont pas été aussi brillants qu'avec l'antisepsie primitive, mais ils ont été supérieurs à ceux que donnait l'ancien pansement à la charpie.

XXVI.

CONCLUSIONS.

1° Le pansement, pour être antiseptique, devrait être appliqué immédiatement.

2° Il ne peut être fait que si chaque homme est pourvu d'un paquet de pansement antiseptique qui sera appliqué par lui, les brancardiers ou les médecins de régiment. Pour ce paquet, il faudra choisir comme antiseptique volatil, l'acide salicylique ; comme antiseptique fixe, le chlorure de zinc. Ce dernier devra nécessairement être associé à la ouate, seule substance dont le feutrage soit suffisamment épais pour filtrer l'air en empêchant l'arrivée de produits infectieux. Le modèle, quoique imparfait, qui remplit le mieux les principales indications est le paquet d'Esmarch. Ceux de Port et de Melladew doivent être pris en considération.

3° A la place de secours, le pansement sera vérifié et complété selon les cas. Pour cela, le matériel des brancardiers suffira quelquefois.

4° A l'ambulance (*Feldlazareth*, *Fieldhospital*), la richesse plus grande du matériel permettra d'employer des pansements plus complets et plus variés, secs ou humides selon les cas. Parmi ceux qui sont appelés à rendre des services, nous devons citer la jute de Munnich et la gaze de Bruns.

5° Les résultats seront d'autant meilleurs que le premier pansement antiseptique aura été appliqué plus tôt. Mais nous devons faire observer, en terminant, que la marche de la plaie sera soumise à bien d'autres conditions que l'influence du milieu (détérioration plus ou moins considérable de l'organisme dépendant des fatigues, transports défectueux, etc.), conditions qui peuvent combattre l'heureuse influence de l'application du pansement antiseptique.

XXVII.

INDEX BIBLIOGRAPHIQUE.

AUTEURS FRANÇAIS.

MAUNOURY, *les Hôpitaux-baraques et les pansements antiseptiques en Allemagne* (1878).

Eug. BOECKEL, *Rev. mens. de chir.* — *Note sur une simplification du pansement antiseptique* (15 fév. 1881).

J. BOECKEL, *Traumatismes chirurgicaux graves sous le pansement de Lister*, in *Gaz. médic. de Strasbourg* (1880).

SCHWARTZ, *Rev. mens. de chir.* — *Le Pansement sec à l'acide salicylique de Hans Schmidt* (14 avril 1881).

DUHAMEL, *Gaz. médic. de Strasbourg*, p. 90 (1879).

GRUBY, *Rapports sur l'Exposition universelle de* 1878.

Bull. de la Soc. de chir. (1878).

Congrès intern. sur le serv. méd. des armées en campagne (1878).

Acad. des sciences. Séance du 2 janv. 1871.

Gaz. médic. de Paris, p. 31. *Visite aux ambulances* (1871).

J. LUCAS-CHAMPIONNIÈRE, *Chirurgie antiseptique*, 2e édit., 1880, p. 165.

Revue militaire de médecine et de chirurgie, n° 2, mai 1881.

Bulletin de thérapeutique, 1876-1877-1878.

P. LARUE, *Appréciation des principaux pansements au point de vue de la chir. d'armée.* Thèse de Paris, 1878.

BOUDET, de Paris, et E. MONOD, *les Ambulances roumaines.* — *Prog. méd.* 1878, p. 135 et suiv.

ROCHARD, *Histoire de la chirurgie française au* xixe *siècle*, 1875, p. 640.

GOSSELIN et BERGERON, *Ac. des Sciences*, 1879, p. 563 et 592.

CHAUVEL, art. *Septicémie.* (*Dict. des Sc. méd.*, 3e §, t. 9.)

SARRAZIN, *Nouv. Méthode d'occlus. antis. des plaies* (Ac. des Sc., 16 nov. 1874.)

AUTEURS ANGLAIS.

LONGMORE, *Gunshot injuries* (1877).

— *Introduct. Lecture delivered at Netley on the opening of the Army medical School* (1880).

MAC-CORMAC, *Antiseptic surgery* (1881).

— *Souvenirs d'un chirurgien d'ambulance* (Trad. de G. Morache), p. 129.

MELLADEW, *Notes on antiseptic surgery in war* (1881).

Meeting of the Brit. med. Assoc. at St Thomas Hospital, 3 déc. 1879.

MACEWEN, *British med. Journal*, 5 February 1881.

The Lancet, 1875-1881. — *Med. Times and Gazette*, 1879. — *British Med. Journal*, 1880-1881.

C. A. Gordon, *Lessons on Hygiene and Surgery from the Franco-Prussian, war*, p. 122.

Guthrie, *Commentaries on Surgery*, 6ᵉ éd., p. 5.

AUTEURS ALLEMANDS.

Nusbaüm, *Pans. antisept. d'après la méth. de Lister* (1880). Traduction de La Harpe, 2ᵉ éd., p. 141.

Schewen, *Die antiseptische Wundbehandlung im Kriege.* (*Deutsche milit. Zeitschrift*, 1877.)

Port, *Die Antiseptik im Kriege.* (*Id.*, 1877-1880.)

Munnich, *Ueber Verwendbarkeit des nassen Carboljuteverbands in der Kriegs- chirurgie und über einige Versuche zur Herstellung billiger trockener anti- septischer Verbœnde.* (*Id.*, 1877.)

— *Untersuchungen über den Werth der gebrœuchlichsten antiseptischen Ver- bandmaterialien für militœrœrztliche Zwecke.* (*Id.*, 1880.)

Benno Crédé, *Borsœure als Verbandmittel.*

Laué, *Zur Antisepsis im Felde.* (*Id.*, 1877.)

— *Ueber den praktischen Werth der Munnich'schen trockenen Carboljute.* (*Id.*, 1879.)

Lühe, *Primœre Antiseptik im Kriege.* (*Id.*, 1877.)

Bruns, *Die Antiseptik im Felde.* (*Id.*, 1879 et 1880, et *Archiv de Langenbeck*, 1879.)

Dotter, *Ueber Verwendung der Bruns'schen Carbolgaze für Militœrzwecke.* (*Id.*)

Esmarch, *Ueber Antiseptik auf dem Schlachtfelde.* (*Archiv für klinische Chi- rurgie*, 1876-1879.)

Kraske, *Ueber antiseptische Behandlung von Schussverletzungen im Frieden.* (*Id.*, 1879.)

Trendelenbourg, *Ueber die Bedeutung des Spray.* (*Id.*)

Neuber, *Antiseptischer Dauerverband.* (*Id.*, 1876-1879.)

Cammerer, *Generalbericht über die Thœtigkeit der nach Rumœnien beurlaubt gewesenen Kœniglich preussischen Militœrœrzte.* (*Deut. mil. Zeitsch.*, 1878.)

Bergmann, *Die Behandlung der Schusswunden des Kniegelenkes im Kriege.* (Stuttgard, 1878.)

Neudoerfer, *Chirurgische Klinik für Militœrœrzte.* (Wien, 1879.)

Schleiffer, *Aerztlisches Intelligenzblatt*, 1875 nº 22.

Verhandlung des naturwissenschaftlichen Vereins zu Hamburg, 1879.

Verhandlung des Chirurgencongresses, 1879.

Deutsche Militœrœrztliche Zeitschrift de 1875 à 1881.

Archiv für Klinische Chirurgie de Langenbeck (années 1875 à 1881).

Feldarzt et Militœrarzt de Vienne, *passim*.

Centralblatt für Chirurgie, *passim*.

AUTEURS RUSSES.

Reyher, *Antiseptische Wundbehandlung in der Kriegschirurgie (Volkmann's Sammlung Klinischer Vortrœge.)*

St. Petersburger Medicinische Wochenschrift (de 1876-1881)

www.ingramcontent.com/pod-product-compliance
Ingram Content Group UK Ltd.
Pitfield, Milton Keynes, MK11 3LW, UK
UKHW020938120726
13693UKWH00004B/1411